U0877884

阅读，认识你自己

Lege, temet nosce

OWL 猫头鹰

超越人类

BEYOND HUMAN:

How Cutting-Edge

Science Is Extending

Our Lives

〔美〕伊芙·赫洛尔德——著

欧阳昱——译

北京联合出版公司
Beijing United Publishing Co.,Ltd.

图书在版编目（CIP）数据

超越人类 /（美）伊芙·赫洛尔德著；欧阳昱译. — 北京：北京联合出版公司，2018.1

ISBN 978-7-5596-1308-0

Ⅰ. ①超… Ⅱ. ①伊… ②欧… Ⅲ. ①医药学—发展 ②医药学—现状 Ⅳ. ①R-1

中国版本图书馆CIP数据核字（2017）第284949号

BEYOND HUMAN: HOW CUTTING-EDGE SCIENCE IS EXTENDING OUR LIVES
Text Copyright © 2016 by Eve Herold
Published by arrangement with St. Martin's Press through Andrew Nurnberg Associates International Limited.
Simplified Chinese translation copyright © 2018 by Beijing Xiron Books Co., Ltd.
All rights reserved.

著作权合同登记 图字：01-2017-8324号

超越人类
作　　者：［美］伊芙·赫洛尔德
译　　者：欧阳昱
责任编辑：杨　青　高霁月
封面设计：COMPUS·汐和

北京联合出版公司出版
（北京市西城区德外大街83号楼9层　100088）
三河市冀华印务有限公司印刷　新华书店经销
字数170千字　880毫米×1230毫米　1/32　9印张
2018年2月第1版　2018年2月第1次印刷
ISBN 978-7-5596-1308-0
定价：45.00元

未经许可，不得以任何方式复制或抄袭本书部分或全部内容
版权所有，侵权必究
本书若有质量问题，请与本公司图书销售中心联系调换。电话：010-82069000

本书提供的信息不可替代医生建议。如有关于健康的问题，特别是本身患有疾病，准备采用、停用某种药物，或者改变药物剂量的，请务必咨询专业医生。请读者为自己对健康采取的决定负责。

如果您直接或间接采用书中的信息，造成不良影响，本书的作者和出版方将不承担任何责任。

本书引用了来自一些组织和网络的资料，并不意味着作者和出版方赞同他们的任何信息或任何推荐的内容。

目 录 | CONTENTS

第一章　当人类与科技合二为一 / 001

第二章　“比我与生俱来的心脏还好” / 033

第三章　战胜肾病、肺病、肝病的比赛 / 059

第四章　患糖尿病了？有 APP 可以提供治疗 / 091

第五章　美国军方开的头 / 105

第六章　打造更佳大脑 / 135

第七章　无年龄社会 / 177

第八章　社会机器人时代 / 223

第九章　千万别把这个叫“超人类主义” / 255

第一章

当人类与科技合二为一

来跟维克多见一面吧，他就是人类未来的样子。他已经 250 岁了，但看上去像 30 岁，感觉也是 30 岁。他 50 岁和 60 岁时得过心脏病，现在用的是人工心脏，其力量和活力足以让他跑马拉松。一个世纪前，他的Ⅱ型糖尿病[1]就通过移植人工胰腺治愈了。他在一次事故中失去了一条膀子，但谁都不知道，因为他装了一条假肢，这条假肢能服从他的每一个念头，而且远比原装的膀子强壮。他戴了一副隐形眼镜，能向他的眼睛提供有关他身体和所处环境的信息流。同时，他还能通过声控，随时连接互联网。倘若不是因为电脑芯片取代了他已老化的视网膜，他可能早在不知多少年前就瞎了。维克多不仅身心健康，而且比他的前辈聪明得多，因为他已通过神经移植增强了脑力、扩大了记忆力，还能下载知识，芯片甚至能帮他做决定。尽管 250 岁似乎是个老气横秋的年龄，但维克多几乎不用担忧死亡，因为他的整

[1] Ⅱ型糖尿病：原名为成人发病型糖尿病，多在 35 岁或 40 岁之后发病。

个身体中，有几十亿个小纳米机器人在巡逻。一有细胞因疾病或衰老被破坏，它们便会进行修复，趁 DNA 的错误尚未造成任何伤害，就将其改正之，癌细胞一露头便被其摧毁。

虽然维克多能利用高级的医疗技术，但他的生活并非一帆风顺。他的许多亲人都已去世，不是不能利用生命延长技术，就是自愿不选择使用这项技术。他一生有数个职业，但都因科技的发展而一个接一个地过时、被淘汰。他有几段婚姻以离婚告终，几个伴侣都在相伴 40 多年后一个个飘然而去。

他的第一任妻子伊莱恩，是他一生的最爱。两人在大学第一次邂逅时都在参加一个活动，活动的主题是反对采取一切“人工”生物医学干预寿命，争取个人自然生活、衰老、死亡的权利。几十年来，他们一直苦苦思索着“自然”生活的问题，试图按照这样的价值观抚养他们的两个孩子。有一天，维克多心脏病突发，差点儿送命，这令他极为震惊。有好几年，他和伊莱恩为了预防心脏病，穷尽了各种自然途径。他们锻炼身体，只吃有利于心脏健康的食物。而且，维克多还服用降低胆固醇的药物，但他的心脏病逐渐恶化。65 岁时，他已过早地进入了终末期心力衰竭。维克多的心脏变得过于肥大，患病过程中，心力又大大衰弱了。他一天天感到疲软无力、头晕目眩，呼吸越来越困难。他因腿脚水肿而过粗，几乎寸步难行，躺下后再也无法入睡，肺部积水让他感觉好像要淹死一样。维克多体弱多病，又严重缺乏睡眠，因此生活质量一塌糊涂。伊莱恩的身体则健康得多，对他一直忠诚、呵护有加。

维克多逐渐意识到，他来日不多了，多年疾病缠身，几致伤残，他心里很清楚，只是对此想法感到极为不安。他和伊莱恩婚后十分恩爱，刚刚迎接了第一个孙子辈孩子的降生。维克多很爱他的孙女，想亲眼看着她长大的愿望比想象中的还要强烈。很快，又有一个孙子或孙女快要出生了，维克多很想能够活得够长，能迎接他的到来并去认识他。维克多掂量了一下自己的情况。到那个时候，已有几百万人接受了人工心脏，并完全治愈了心脏病。虽然他一向认为自己不想活到高龄，但他不能否认，越来越多的人已经接受了某些能从根本上延长生命、可资利用的技术。他们所获得的健康和活力，要比他和伊莱恩享受到的多得多。因为他从不接受心脏起搏器，也不接受植入式心脏除颤器，所以心脏病一发不可收拾，身体状况也迅速地每况愈下。很快，他的心脏病专家别无他法，只能协助护理，只要他还能靠与生俱来的心脏撑下去就行。他问心脏病专家能否活着见到即将出生的孙子或孙女时，后者回答说："可能不行。"

维克多拒绝接受人工心脏，对此，心脏病专家是不赞许的。人工心脏已经完全取代了生物心脏移植，不会被身体排斥，广泛有售，而且比生物心脏持久得多。截至目前，最早的人工心脏移植已经持续了80多年，而且这项技术仍在不断改善。不过，维克多仍一意孤行。移除自己的自然心脏，代之以一个金属和塑料的电子装置这种做法，令他极为不安。一天夜里，他惊慌失措地叫醒伊莱恩，跟她说他胸口极痛、无法呼吸。伊莱恩立刻打了911，与此同时，维克多停止了呼吸。

接下来，维克多只记得，他已经身在医院急救室，周围围满了医生、护士和急救医务人员。他们利用一台心脏除颤器反复产生的电击，终于使他复活，但他感到心脏狂跳，复又失去知觉。他再睁开眼睛时，妻子、儿子和女儿都聚拢在他身边，眼睛都哭红了。他的心脏病专家跟他讲了句什么，因为话说得很急，他起初并未听懂，只听到“不治之症”和“要动手术”这几个字。然后，他把注意力集中在已经成年的子女脸上。他们正向他俯下身来，悲恸欲绝，热泪盈眶。一想到再也看不见他们的脸时，维克多就感到难受。他无力、沉默地点了点头，同意永久地移植人工心脏。伊莱恩代维克多在同意手术表上签字后，麻醉师很快往他的静脉血管打了一针，他就再度进入梦乡了。

维克多的术后生活非常好。突然之间，他的精力和思维能力比过去 20 年都好。事实上，他也只是在这时才意识到，他过去病得多严重。现在，他的肺积水和身体的肿痛已经完全消失了。他跟伊莱恩说，他有了一种全新的感觉。他长期以来秉持的要“自自然然”地衰老死亡的想法，突然显得过于固执、毫无理性了。他注意到，尽管伊莱恩松了一口气，对他能够活下来而感激不尽，但她却初衷未改，不想采取任何过激的行为干预衰老过程。他暗自期望，伊莱恩一旦自身出现严重的健康危机就会改变想法。而他坚持不肯接受神经移植，尽管那么多人都称赞其在治愈与年龄有关的记忆问题，甚至老年性痴呆症方面具有神效。他和伊莱恩似乎仍有充分的时间享受天伦之乐，四个孙子、孙女成长很快，都快成少男少女了。这真令人难以置信，要不了多久，他们就会长大成人、结婚生子。维克多注意到，无论精力还是活力，他都比伊莱恩充沛。伊莱恩现在身患几种慢性病。不过，他倒觉得，她需要某次健康危机给她敲敲“警钟”，能说服她的时候就到了，该利用某些惊人的新医疗技术，使她重新焕发活力，大大延长她的生命了。

伊莱恩生活中出现了一个转折点。她下腹剧痛，总是感到疲倦。维克多催她赶快看病，但她性情古怪、脾气执拗，坚持说只是“年龄大了”。她的体重下降程度令人惊讶，时时刻刻似乎都想睡觉。维克多不停地唠叨了她几个月后，她才去看了妇科医生。做了几项检查后，令人崩溃的消息立刻接踵而至。伊莱恩身患第四期卵巢癌，并转移至整个腹部，甚至进入肺部和脑部。传统的癌症治疗方式无济于事，因为她的脑瘤不可能动手术切除。然而，她的肿瘤科医生向她保证说，治愈癌症的机会很好，只要使用特别制造的纳米颗粒，就可搜出并摧毁她身体里的所有癌细胞。伊莱恩跟肿瘤科医生见面时，维克多也在场。他马上就喜欢上了这个想法，大大地松了一口气。可他完全不敢相信，从伊莱恩嘴里竟然冒出来这样的话。“我活够了，”她说，“我只想回家，死掉拉倒。你可以请人提供临终关怀，但其他的事我都不想做。让我安然去世好了。”

伊莱恩的死，是维克多有生以来最难以面对的事。她坚持原来的决定，只接受安宁疗护，三个月不到就在家中去世了。当时，她身边围绕着孩子和孙子、孙女。她死得十分平静，但维克多一点儿也不平静。他与伊莱恩最后的日子变得十分复杂，这不仅是因为心中悲伤，还因为他很生她的气，而这种怒气又没办法调和。纳米技术治疗方法已经拯救了上百万病人，她却不愿意接受，她的这个决定让他无法接受。他们结婚已近60年，但他仍旧感到，她若不在身边，他就难以继续活下去。因此，他陷入了深度忧郁。这时，他才想体会死是一种什么感觉。他甚至诅咒那颗人工心脏，觉得正是这颗心脏，“判决”他没有伊莱恩做伴，却要度过漫长的一生。他十分后悔，不该偏离了原来致力于“自然”衰老死亡的正道。如果他按自然规律办事，就不会发生现在这种事。对他来说，岁月好像要在难以忍受中持续下去，可能一持续就是几十年，而且还没有灵魂伴侣陪伴在身边。

伊莱恩死后的岁月里，维克多拒绝再婚，根本不考虑再结婚的可能性，把所有精力都放在抚养孩子和孙子、孙女上。他此时最大的一个问题是，由于黄斑退化病变，视力严重减退。该病变摧毁了视网膜上的感光细胞，很快就到了这样一个地步：看不了书，开不了车，甚至想看电影缓解一下寂寞也不行。他越来越依靠他的女儿，并因自觉已成为她的负担而感到内疚，于是终于决定植入芯片，恢复视力。但他还是跟自己说，他这么做不是想人为地延长自己的生命，而只想减轻女儿照顾他的负担。那些芯片真是神奇，不仅把维克多的视力恢复到了20岁的程度，而且视力恢复之后，人能到处走动，这使得他感到仿佛获得了重生。他不想再当一个旁观者，眼巴巴地看着生活从身边流过，而想再度积极参与。他退休已经20年了，但现在他觉得，只有重新参加工作，才能找到焦点，而且他也很渴望寻找新的机会。不过，由于视力新近恢复，他照镜子时，看见的却是一个老人。他甚至开始考虑找个新的生活伴侣，但哪位雇主、哪位女士，会对他在镜中看到的那个满脸皱纹的怪老头感兴趣呢？

当时，全国正在开展一场抗衰老运动，人们对其十分狂热。这听起来几乎像是科幻小说里面的情景。医生们发明了一种极为“聪明”的疗法，可将细微的纳米粒释放进肉体。它们进入每一个细胞后，即可“矫正”几乎任何问题，包括衰老过程所涉及的、无处不在的 DNA 问题。据人们称，采用纳米机器人治疗，可完全铲除所有衰老迹象。维克多曾比照过治疗前后的照片，那简直令人难以置信。一想起他与伊莱恩曾有一个共同愿望，想致力于自然衰老和死亡时，他心里就感到惭愧，但他接受人工心脏之日，就是抛弃那个选择方案之时。如果他还想再活几十年，那干吗不里里外外地感到既年轻又充满活力呢？

100 年后，维克多又发现，虽然他所接受的广泛的科技能使他保持年轻、健康、高效率，但他对这些科技还是持有模棱两可的态度。他最亲密的伴侣是一个机器人，能满足他的所有需要，但他还是对伊莱恩难以忘怀，还是渴望一种更为真实的关系。他时时感到内疚，觉得在这个极不平等的世界里活得太久，因为并非人人都能享受生命延长装置，而假如他卷入一场严重事故，这些装置几乎肯定能保存他的生命。就算他想死，医生也不会关掉使他存活的技术，因为这样做被认为是杀人行为。他唯一的选择，就是不再依靠科技经常返老还童，然后随着仿生植入物的逐渐失效而衰老，直到复杂地死去。这一过程将持续几十年，而且很可能十分痛苦。他在生命的几个关口，都曾把自己所依靠的技术视为具有极大的解放性，但随着他生命中一个个10年的过去，他开始感觉到，这些技术就像设下了一个个陷阱似的。

尽管维克多的故事听起来像科幻小说，但把他的生命延长并增强的这些技术，其实现在正处于发展之中，有些已在人体进行了试验。这些技术将从根本上改变人类健康，并将我们的生命期限远远延长到我们大多数人连做梦都想不到的程度。电脑、微电子、工程技术、基因疗法、认知科学、纳米技术、细胞疗法和机器人技术等的交会地带，正在形成的大量医疗技术，今天仍然健在的许多人都可利用。这些综合技术都属于一个虽然处于萌芽状态，但却在迅速推进的领域，许多科学家都称其为“融合技术”（converging technologies，简称CTs）。科学家预言，若把今日浮出水面的强大发现综合起来，就可把医疗科学和人类生命提升到一个全新的高度。

对于纳米技术、基因工程和认知科学的效果，专家并不孤立地割裂开来加以预测，而是说只有看其综合效果，才能瞥见这些领域的真实潜力。各领域科学专家的合作结果，不仅能指向医疗研究方面全新的多学科研究途径，还能创造出新的治疗方法，远远超过我们现在认为是前沿的方法。延续生命的可能性，不仅能够很快改变个人的生活，而且也能改变社会。与此同时，本书讨论的技术肯定会带来伦理方面的困惑和复杂性，而我们对如何从中穿行通过并未做好思想准备。伴随着大量技术的赐福，复杂的实际问题和伦理问题也随之而来，有些是我们能够预测到的，有些则不能。人工器官和其他关键人体部位，可增强脑力的神经移植，能治疗疾病、扭转衰老过程的纳米机器人，以及人机之间的直接交互等，都能大大提高人的健康水平，但也意味着，“人”和“机器”之间的界限，将逐渐变得越来越模糊。

本书拟探索从事这些技术开发的医生、科学家和工程师的想法，同时讲述那些使用进入市场的新品的病人的故事。本书还将对科学家和生物伦理学家提出难题，因为他们力图保证，随着我们的大脑和肉体变得越来越人工化，我们必须依然保有人性。是否人人都能享用技术奇迹，还是我们终将生活在一个差异悬殊的世界里？我们后人生活的是不是技术彻底解放的世界，还是我们终将不过是为机器和装置服务，因为它们使我们保持健康、聪明、年轻，并充满活力？

随着极为先进的技术的出现，我们也面临着从未有过的问题。不妨考虑一下基因疗法的简单发展，它能消除体重过重的倾向。今天，上百万人患有的多种失调紊乱，都与肥胖病有直接关系，其中包括糖尿病和心脏病。然而，很多研究者都说，这完全可以避免，很快，药物和补药就能防止过量卡路里的吸收。波士顿乔斯林糖尿病中心的隆·卡恩医生走得更远，经他查明，有一种基因可以起到“脂肪胰岛素吸收器”的作用，把糖变成脂肪，而且他还学会了阻止这种基因在老鼠身上表现出来。结果，老鼠能尽可能多地吃食物，却同时保持精瘦和健康，不仅不发胖，而且寿命比控制组中的老鼠长 18%。这样一个发现如果应用在人身上，就会提出前所未有的问题。家长是否应该在孩子出生时，就把这个基因取消？我们是否都要选择把我们性细胞——卵细胞和精子中的该基因取消，从而使我们所有的后代都自动继承这个变化，改变人类进化的过程？又或者取消该基因，是人人必须到了某个年龄才能自我决定的事情？采纳这个技术的诱惑，差不多让所有人无法抗拒，然而它可能具有连我们做梦都想不到的后果。道理很简单，因为这种可能性之前从来都不存在。而且，不是人人对超越上帝或大自然赐予我们的“自然”界限都会感到舒服的。

根据科学作家罗纳德·贝利[1]所言：“对人类来说，没有什么比努力摆脱生物的束缚更加自然的了。”由于我们都是人，这种努力将对我们的价值观和信念提出挑战，而这是从未发生过的。对于今日这一代人，怎样的生命期限才是合理的期限，又不会对其他几代人造成不良的影响呢？以药物或神经移植来增强脑力，这在生命的游戏中，算不算“欺骗行为”？谁应该得到人工器官和纳米医疗干预形式的高级、昂贵的技术呢？在这个彻底延长生命的新世界中，人人都能平等吗？在那些足够幸运、能够生活在现代工业化社会的人和那些不能如此的人之间，高级技术的获取是否会造成极端的不平等现象呢？

无论是“左倾”还是“右倾”的生物伦理学家，都强烈地批评拟议中的人类增强做法。有些人还预测，这样做的后果，可能会像增强人类和未增强人类之间发生自相残杀的战争一样严重。过去的经验表明，新技术并不会突然整个儿地占领全世界。人类对技术的采纳呈现出波浪式的倾向，富人总是首先受益，同时社会上渐进出现较为廉价

---

[1] 罗纳德·贝利（Ronald Bailey，1953—　）：美国自由主义科学作家、编辑。

的制造形式，除了最穷的穷人之外，几乎所有人都可以利用。然而，就连这种情况也在发生改变。

无线计算、微电子、药物、细胞疗法和基因疗法、纳米技术，以及机器人技术等方面的进步，已经到了这样一种地步：所有这些领域都汇集到一起，把各种治疗和技术都以新的方式综合起来。这些领域的变化率不仅在加大力度，而且越来越快。一项科技建立在另一项之上，极度的微型化正在发生，而且制造的费用也一落千丈。随着这一过程的发生，人类的生命可以延续数百年。当然，为了让这样长寿的生命具有意义，必须大大降低自然衰老的过程，保证这些岁月中人们能够健康活跃、独立不羁。

有大批人工器官已在使用或开发之中，其中包括心脏、肾脏、胰腺、肺、视网膜，以及大脑的各个部分。今天还健在的人中，有些人可能机会很好，能够有朝一日成为这些先进技术的受益者。这些人类“部件”已经在拯救生命、延长生命了，但一旦纳米技术或在原子层面制造微型机器的技术能为人所用，我们就会进入一个全新的范式。这时，微纳米粒就会进入人体细胞中，修理因衰老、疾病和基因突变而造成的任何破坏。

过去的几年已见证，无线计算技术已整合到了大量产品中，包括我们的肉体、家庭、小装置和衣服。计算技术在大范围内的分布，将使我们的生活比任何时候都更轻松，也更方便。然而，随着这一技术的产生，大量关于我们肉体和大脑的信息也随之而来，很可能都会储存在互联网上。那么，谁来“拥有”这些数据？谁能取用这些数据？

这些数据能够受到保险公司、雇主，以及诸如此类的人或公司的保护吗？如果我们不再希望被人监测，情况会怎样呢？如果我们做好准备，拥抱生命的终结，我们的医生愿意关闭人工器官吗？或者，他们会认为这种行为是安乐死吗？

把生物学与技术融合的技术，遭到大规模反对的可能性还存在。与此同时，很多人都将更加看重“自然”之物。关键问题在于，许多新技术并不仅仅是治愈疾病——它们的意义远大于这一点，可能最终会增强人类几乎所有的能力。当这些技术超越了当前的想象程度，我们生活的变化和只使用这些技术有利面的必要性，将需要我们这个时代最优秀的思想家对我们目前关于人类的几乎所有知识都重新进行反思。

今日，有些人对增强的探询抱有强烈的反感，但关于“完美无缺”的追求，却至少可以追溯到古希腊——还可以追溯得更远，尽管这么说可能会引起争议。整个人类历史中，人类不仅使用药物，而且也在美容方面做了很多。几百年来，文身、身体穿洞、美容，甚至我们认为是残害肉体的一些做法，一直都是司空见惯的。

今日对极度人体增强和人脑增强的探索，都可归在超人类主义名下，这是拥抱了人机合一概念的一个运动。这个运动过去几十年在科学界一直都是一个被边缘化的思想体系，然而，面对 CTs 方面的快速突破，特别是在已经开始进行人体试验的私营部门很快有了成果这个背景下，怀疑态度就土崩瓦解了。来自右翼（特别是宗教保守分子）和左翼（特别是环保人士和反全球化人士）的种种反对意见，都无不带有深刻的历史根源。宗教保守分子特别担忧他们所认为的那种过度自信，这种担忧至少也可以追溯到古希腊人那儿。

古希腊神话中，普罗米修斯用黏土造就了人类，却犯了一个错误——把造火能力与人类分享。结果，人类在某种意义上也变得像神祇一样，超越了他们的限度，其超越方式触怒了诸神。宙斯为了惩罚普罗米修斯所犯的罪行，把他绑在一块岩石上，天天让老鹰来啄食他的肝脏，但他的肝脏一个晚上就能恢复原状，第二天又被吃掉。普罗米修斯被判遭受着一种永久的折磨，因为他不该试图把人类提升到超出自然的地位之上。这个神话的要旨，反映了一旦我们试图超越人类“自然”限度之后，对灾难性惩罚的一种深度恐惧。整个西方历史中，一直不停地重复着这样一个主题，即如果人类试图改善命运，就会遭受某种恐怖的惩罚。即使今日，这个主题也得到了不计其数的人的支持。

今日的生物保守分子，在各种医疗问题和生物科技问题方面，常常乞灵于“扮演上帝”的角色。而且，他们始终坚定不移地认为，如果人类自高自大地越过某种界限，从而发展出“神祇般”的能力，那无意中产生的结果，是具有毁灭性的。

超人类主义与人类历史纠缠得如此之深，一开始就能看到超人类主义思想的种子。超人类主义的倾向也深深植根在理性人文主义和启蒙运动中，而且，其影响范围也因科学创新而逐年扩大。对完美无缺的深切渴望，导致超人类主义的诞生。这从一切事物中都能看到，从柏拉图的《对话录》到中世纪的基督教和现代科幻小说都无不如此。

然而，在CTs开发和管理方面的绝大多数医生、研究者和其他人，都因为它所含有的激进意思而斩钉截铁地摒弃“超人类主义者”这个标签。

阿尔都斯·赫胥黎的哥哥、生物学家朱利安·赫胥黎于1927年首度创造了“超越人类”这个词。赫胥黎用该词指代从“人”过渡到生存下一阶段的人类有机体，这被形容为后人类。我在本书中，只是简单地用该词表示人类积极参与了深刻变化的过程，而不一定是世界超人协会（World Transhumanist Association，即WTA）所用的那个严格意义上的词。WTA代表的是当代的超人类社会运动，又叫大写“T”的超人类主义。这场运动于20世纪60年代开始形成，尽管似乎萎靡不振，因为一小批大逆不道的思想家而鲜为人知，但因科学发现的惊人轨迹而势头见涨。本书要讲的是小写“t”的超人类主义在当今的具体发展，它把科技比任何时候都更深地嵌入人体，并呼唤对这些变化进行更深刻的考察。

融合技术及其相关问题的国际性十分重要，因为太多的创新不是由政府，而是由私人企业研发的，这个问题遍布全球。把新科技和融合技术商业化、扩散化的公司，本身也成为全球化的公司了。然而，每个国家的管理政策和伦理政策都不一样。中国认为可以接受的，英美可能不接受，反之亦然。截至目前，还没有一种放之四海而皆准的调控制度能认可大家互享的价值观，或保证全世界的人都能平等享受科技的最佳之处。

弗朗西斯·福山提到超人类主义时说，这是“世界上最危险的思想”。他在2004年的一篇著名文章中断言：“社会不大可能突然魅惑于超人类主义的世界观，但我们很可能会小口啮食生物科技提供的诱人祭品，而没有意识到其道德代价是很可怕的。超人类主义的第一个牺牲品可能会是平等。”我们就像本书开篇那位虚构人物维克多，在我们生命的某个节点，为了躲避某种危机，特别容易做出选择时，也很可能逐渐接受越来越多的新科技。但福山文中的说法则好像是，一切已成定局，那就是未来没有使用身体增强技术、身体不健康的人，相比使用了身体增强技术、身体健康的人，从本质上来说是不平等的。如果社会的某一部分人变得更强大、更聪明、更健康、更长寿，他便假定，人皆平等的理念就会被荡涤一空，未增强人群的权利也会荡然无存。然而，目前还根本不清楚的是，社会是否会描绘出一种更加深刻的品质，超越健康和能力，形成一种新认识的内核，从而予人以尊严。反过来说，无论我们接受多少增强技术，使我们之所以成为人的那些相同的核心属性（尚待充分明确的属性），依然是恒久不变的。

这场论争的中心问题是，人类的身份构成是什么。我们肉体的某些部位人工化之后，我们的身份是否会发生改变？如果我们以扩展记忆体或计算能力，来增强我们的大脑，学习通过直接的人脑与机器的交互，不用词语跟其他人交流，那又会怎么样？尽管历代哲学家就如何定义人类身份都提出了论证，但CTs为这一问题平添了一种额外的刻不容缓之感。人类身份是一种不可能改变的固定价值，还是一种不断演变的现象，对我们个人甚至对全人类来说也一样？从理想的角度讲，我们应该首先解决这个问题，再深入肉体增强和大脑增强的领域。然而，正如以往的情况那样，技术蛙跳般跃进，以不断增加的速度越过了哲学问题。完全有可能的是，随着时间的推移，技术增强会向我们展示我们的核心是什么，而不是我们此前预先定义的那些素质。具有讽刺意味的是，我们很可能要在人工增强了肉体和大脑，并将之提高到更高功能的程度之后，才有可能定义我们自己。

与人类能力增强技术并行不悖的，是机器人和人工智能开发方面的种种惊人突破。我们的命运很可能要与越来越有智慧和能力的机器共享了，这种机器甚至可能超过我们自己的智慧。我们命中注定要与这些机器人进行广泛交流，因为即使在今天，它们的能力都已越来越像人类，可以做日常工作，从为病人和老者提供基本的保健服务，到学习如何识别人类情感并做出相应的反应。为老人提供保健服务的机器人已经近在眼前，这种机器人的设计，目的在于与拥有者交流并从中学习，从而与之发展出独一无二、错综复杂的关系。我们不仅将仰仗机器人使用无数的功能，其中有些功能还是感情方面的，而且先进的机器人会接管越来越多的人类工作。

正如上面所指出的，科技进步的速度超过了道德、法律的调控对其控制的速度，这个事实令科学家、哲学家以及法律和医学人士压力倍增，因为他们正在 CTs 的前沿工作，目的在于描述这些科技进步的伦理用途。美国政府、欧盟和其他许多国家正在做出巨大的努力，对这类技术进行分析和指导。除此之外，生物伦理学在我们前一代几乎并不存在，但这个尚不成熟的领域现在已经站稳了脚跟，成为医学和新技术开发中的一部分，而且在政府开会讨论公共政策的桌边，也占有一席之地。我们面临的真正任务，是把这些争论纳入主流，让来自社会方方面面的更多的人能参与这场谈话。所有这些因素都代表着跨步前行的是正确方向，但依然有可能的是，哪怕本星球最聪明的人也无法预料，一旦强大而改变生活的技术释放出来，会有何种副作用和后果。

尽管得到广泛认可，生物伦理学的探索是医疗技术进步所不可或缺的，但反技术论点的核心，还有一个断言是需要进行考察的，即人性无论是上帝创造还是自然演进，都是固定不变的现象，不可能从过去的错误中学到任何东西。反技术的思想家们倾向于如此断言：一、人类是一个成品（对此，进化论的生物学家可能表示质疑）；二、我们今日做决定的程度，与将来的也将一样。例如，即使我们扩大人类的知识和能力，我们也无法抵达新的理解高度，产生更先进的决策过程。事实上，我们今日无法知道，今后几百年中，我们的子孙后代会做出何种决定。我们也无法断言，这些决定会像久远的过去所做的决定那样，是愚昧无知、很有问题的。我们还必须考虑这样一个证据，即人类有能力从过去的错误中学习，文化和社会都能向着更开明、更民主的社会制度演变，比以前任何时候都更容忍，也更包容人类的多样性。

有一个现象对未来决策会有深刻的影响，即社会上会有青春洋溢、充满活力的上百万人，但寿命都超过了目前所能达到的程度。在整个人类历史上，各个社会基本上都缺乏个体通过多年的生活经验积累的智慧，因为大多数人的寿命都很短。总有一些人能够活到高龄，但绝大多数人都活不到。不妨考虑下这样一个事实，即在1900年的美国，平均寿命为47岁，而现在是78.8岁。年龄很大的人过去不仅稀少，而且都受着与有关老年疾病造成的多种残疾折磨，如心脏衰竭或老年性痴呆症。有关激进生命延长的一个很重要的开放式问题是，我们是否能够治疗或防止一些常见的老年病症。这些病症即使在今天，也能降低年过60的人的生活质量，带来令人崩溃的残疾。目前已达成广泛的共识，即在身体高度恶化的阶段延长生命，并不是一个大家欲求的目标。

太阳计算机系统有限公司（Sun Microsystems）的共同创办人比尔·乔伊曾指出，一些新崛起的技术中，如机器人技术、纳米机器人和工程生物等，本身就存在着某些危险，因为它们有能力复制自身。一旦把自我复制的机器开动起来，它们会不会利用所有的自然资源，把人类压倒？机器的自我复制必须加以控制，正如人类的生殖也必须加以控制一样，否则地球就会人流滚滚，无法支持人数众多、岁数过大的人群。乔伊指出的另一个危险是，由于网上知识无所不在的特性，制造具有巨大潜力技术的信息，终将能为人人取用，而这些人中会有一些用心险恶者，必欲为非作歹而后快。

据乔伊预估，2030年就有可能出现自我复制的机器人。请想象这样一个场景：一个机器人，通过程序设计，目的就是为非作歹，制造出一大批复制品，互相联机，胶着于一个目的，那就是根除人类。在这种情况下，人类制伏了危险的掠食动物后，将面对与掠食机器的斗争，而这些掠食机器可能极为有力。乔伊特别担心自我复制的纳米机器人，这种分子大小般的机器能极大地改善人体健康，防止衰老，并可以在失控的复制过程中，逃逸到自然环境中，把地球的资源都吸收掉，科学家和生物伦理学家称这个现象为“灰蛊”问题。到那时，全世界的资源都会被纳入一种复制纳米机器人的板块之中。考虑到纳米技术正在飞速发展，这就成了一个亟须考虑的问题了。然而，即使在今天，也有可供利用的纳米技术解决方案。例如，可设计出一旦完成任务——如消灭了癌细胞后——就可关机的纳米机器人，或设计出的机器人，用的是类似可降解医用手术缝线那样的聚合物材料。这些纳米机器人的存在，都要受到时间的限制，因此没有能力在身体或环境中累积起来。关键是，科学家在设计所有纳米机器人时，都要全面防范“灰蛊”问题。

乔伊重点提到了一个令人关注的问题，的确让人颇为踌躇，也就是这样一个事实，即 CTs 大多是由法人实体进行开发，其主要目的就是把新技术迅速商业化。尽管当今这类公司都有一个监督委员会，其中有生物伦理学家参与，但私企实体永远也不可能为美国食品药品监督管理局（FDA）这样的政府监督机构所完全控制。私人公司有强大的诱因，要领先把新技术专利化、商业化。这就意味着，他们不愿共享数据。以追求利润为目的的商业模式，在如此彻底改变一切的技术个案中，是不是最合适的模式，这也是值得一问的。进行调控要理智而且合理，这个问题是最重要的，而且要在全球市场中放之四海而共享之。为了保证普天下都遵守安全政策和规定，经济领域必须受到普遍的国际规章制度的制约。

今日还活着的许多人，都不得不亲自处理 CTs 的副作用，这种副作用好坏都有。例如，最近，科学家通过捕捉受试者大脑电脉冲，将其转换为电脑能够读取的信号，在受试者的大脑和电脑之间，达成了一种直接的界面。受试者发送了一个非常简单的信息——“动某根指头”，从网上发给了另一台电脑，电脑跟另一个人连接。接收者收到信息，就按指示动了动手指头。尽管这种操练很基础，但它证明，大脑可以与电脑连接并通过电脑跟其他大脑连接。虽然这种程序具有非常大的可能性，能让人们无论隔着多远距离都能直接进行联系，但这项技术也可能被滥用。如果直接的脑对网络和脑对脑连接能够建立，那么，当老板要求每位雇员与“公司网络”连接时，这样一种意识共享，会不会不仅入侵公司给“用户”大脑的信息，而且也会潜在地读取用户的思想呢？有关我们思想的性质，我们大家都共享的根本隐私权是什么呢？一旦该技术发展到更精密的阶段时，就会放弃自己拥有自己思想的权利了吗？政府和强有力的公司有能力把思想“种”在我们的大脑吗？

对有些人来说，一生中要完全或为了某种性命攸关的功能而仰仗人工智能技术，这本身就让人寝食不安了。目前尚不清楚的是，人工器官或神经移植器官这类人工部件，会被认为是接收者身体的一部分，还是植入该人身体的一个异物。鉴于人工移植器官的发展速度，这个问题又变得极为复杂，因为移植器官越来越与身体的自然过程结合一致了。尽管情况如此，我们还是会不断地碰到这个问题，即何谓“你”，何谓“非你”。

这一点在生命终结之时尤为关键。例如，能刺激体内无穷无尽地产生干细胞的技术，可以治愈大范围的疾病，或至少在很长时间内将其遏制。然而，这一天终会到来，即某种难以治愈的疾病过程，可能会把生活质量降低到不合意愿，甚至难以忍受的程度。这时，我们就会要求停止干细胞的产生。这个过程何时停止？如何停止？由谁来停止呢？这种疗法一旦停止，是否会被视为谋杀、自杀、安乐死，还是我们尚未命名的别的什么？尽管我们很不想终止人的生命，但直到目前为止，还无人能够逃脱死亡。据有些思想家，如雷·库兹威尔[1]预测，我们一旦成功地把我们的大脑上传到机器里，死亡就会根除。但就目前来看，要想达到长生不死，我们的路途还十分遥远。我们大多数人如果有选择的话，都会感激不尽地再度过几十年的健康岁月，但生物永生的希望可能最终还是徒劳无益的。事实上，目前迫切需要制定规则，中止先进技术的继续，包括向人体的移植，为的是能让人死也死得有情有义。

在现有技术状态下，有些问题可能无法回答。如果我们想以科学家和工程师能够想出的各种方式拥抱人类增强技术，那么我们是否会抵达生命期限、记忆或力量的自然限度呢？我们是否会简单地遭遇回报递减法则，不断地在一具精疲力竭、病魔丛生的肉体上修修补补，直到生命成为一件难以承载的负担呢？我们之中的每个人，是否都有

[1] 雷·库兹威尔（Ray Kurzweil，1948—　）：美国发明家，曾发明了盲人阅读机、音乐合成器和语音识别系统，被视为人工智能、机器人、深度学习等领域的奇才。著有《奇点临近》《灵魂机器的时代：当计算机超过人类智能时》等书。

权利在某一时间节点死去，哪怕这么做意味着要把与我们身体深刻整合的某种技术解除？与此同时，会不会出现一个非生物学生存阶段，我们愿意接受这个阶段，而不愿意接受死亡？如果出现这种情况，那会是什么样的情况呢？

一个很有意思的问题是，我们的身体是否有一部分不可能通过技术增强，而只能在生活体验的基础上演化。在这里，我想到的是智力、情感和精神等现象，这些也许技术永远都难以复制和加以改变。如果情况是这样，那所有先进的技术增强，即使用在不成熟的人身上，对人的生活质量或体验深度，都不可能带来很大的变化。我们也许永远都回答不了这个问题，直到我们在每一个层面都拥抱人类增强，看它到底能把我们引向何处。

超人类主义哲学家安德斯·桑德伯格[1]曾写道："我们作为人而变化，不是因为我们对我们是什么而不感到幸福，而是因为我们想变得更好。自我变化不是寻找某种想象的完美无缺状态，像人们有时暗示的那样，而是一个开放式的过程。随着我们作为人而成长，我们的理想和价值观也在成长和变化。"正是因为我们对更好状态永远在寻找的这种开放式性质，要想预测千年之后、500年之后，甚至哪怕是200年之后人类会是什么样子都太难了。我们今天珍视的价值观，对生活经验程度远高于我们今天的人来说，也许一点儿也不重要。另外，未来技术时代仍将持续的那些价值观，则可能达到更大的确认

[1] 安德斯·桑德伯格（Anders Sandberg，1972— ）：瑞典斯德哥尔摩计算神经科学博士，牛津大学人类未来研究所研究员。

度。例如，如果人人因为基因工程个子都很高、身体消瘦，而且长得很美，那么，长得很美就可能不再像今天那样是很值得追求的了，因为它已司空见惯。我们的价值观可能转向一种不同的审美标准，或者转向完全不同的东西。我们目前对内在美的价值观——这个观念更要难以捉摸得多——可能会存活下来，甚至会得到加强。问题是：合成技术会不会从根本上令人类和人类生活发生质变，还是不过产生了大量我们已经拥有的素质？

本书所讨论的撰写先进技术的生物伦理学家们，几乎无一例外地要求，要先把焦点集中在某些具有持久性（虽然也具有演化性）的价值观上，然后才能接受可能会威胁这些价值观的变化。此处介绍的每一种技术，至少都有潜能，可威胁我们最珍视的一些价值观，其中包括人类尊严、自由、平等、个性、民主、隐私和自主等。其中有些会威胁我们就诸项问题做出自己决定的能力，如我们所熟悉的死亡方式那样的问题。我们有权拥抱、拒绝或限制我们肉体和大脑产生的深刻变化，但我们能在多大程度上拥有这种权利，也存在着诸多问题。在一个能力大大增强、生命非常持久、绝大多数人都拥抱了这种现象的世界里，人是否真的可以选择不接受增强？要是人数虽少，但意义重大的一批人没钱享受技术增强，或决定对之加以摒弃，那怎么办？这些人代表的是处于劣势的底层阶级吗？那社会上的其他人将如何对待他们呢？

正如维克多的故事所表明的那样，我们面临的问题是，它不仅要求与机器进行更多的交流（就像我们与手机交流那样），而且也要求与机器进行实际融合，达到这样一种程度，以致我们的身份是什么，都要加以阐释了。柯特尼·S. 坎贝尔领导的一组生物伦理学家，在2007年的《剑桥保健伦理季刊》中说："也许，到了某一个节点时，机器这个'他者'，可能越来越难以与有血有肉的'自我'区分开来。麻省理工学院人工智能实验室主任罗德尼·A. 布鲁克斯说：'尽管我们在过去50年中一直都要依靠机器，但我们要在新千年的第一个阶段，让机器成为我们身体的一部分。'"计算机芯片和电子阵列移植，如今已有可能为器官受损者恢复视力、听力、运动能力和记忆。它无疑会演化成技术，扩大感觉，延伸记忆和学识，远远超过我们当前的"正常能力"。认为这个过程不可避免的一个理由是，所谓"正常"是很难加以定义的一个概念。

尽管科学家和哲学家仍在继续争论"正常"的定义问题，但我们关于何谓"正常的观点"，很可能会扩展到把普遍为人接受的性能增强技术囊括进来的地步。如果生物医学在未来的进展也按过去几十年中所综合、所接受的方式进行，那大多数人就很可能会迫不及待地拥抱视网膜移植、麻痹肌肉的功能性电刺激、人造器官，包括海马体之类的人造脑结构——人工耳蜗等技术，以及一大批通过脑机交互而获得的新能力。这一切貌似可能的理由是，目前已在介绍这些技术，将其作为能够救生、延长生命的修理机制，其依据是为盲人恢复视力，为老年性痴呆症患者恢复记忆力，因为我们的生死感、对死亡和残疾的恐惧等，也许是最欲罢不能的驱动力。如果治愈眼盲是一件好事，那么，延长人的视力，囊括红外光，想必是更好的事。军事研究过程中开发的多种先进技术（如输血技术就是在战场上研发的），历史上是如何轻而易举地转为民用，只需考虑一下这个就行了。在战争的情况下，我们是否会犹豫，不肯让战士拥有无目镜红外观测、超强听力、记忆力和注意力增强呢？一旦这些技术在军事上被广泛运用，又有什么能阻止它们在平民人口中广泛运用呢？

我们在保健领域所接受的一切，几乎肯定会进入增强领域。假如有选择的话，让孩子接受基因疗法，消除某些衰老基因，让孩子的生命和健康得到急剧延长，父母亲怎么会不愿意做呢？“正常”和“比正常更好”这两者之间的界限已经模糊起来。随着生物技术把更多的人工干预纳入我们肉体的细胞和组织中，“正常”和“人工”之间的界限何在呢？

随着我们逐渐成长，大脑和肉体纳入了更多的人工干预，我们就会把我们与“活”环境和“智性”环境进行界面交流的程度大大加深，因为我们已经把无线运算、GPS和其他技术与几乎所有普通的消费对象结合了起来。我们将不费吹灰之力，就能与我们的“智能居家”进行交流。而我们的“智能居家”，可通过生物感应器和肉体移植的计算机芯片、无人驾驶汽车、能对我们的存在进行自动回应的设施和环境安全特色，以及能持续监测我们生命特征、需要，甚至情绪的可穿戴电子设备等，对我们的存在进行回应。这些技术与以生物学为基础的识别技术，如视网膜扫描和移植识别芯片等一起，将会使日常生活变得更加简单，就像环境变得更为“友好”得多一样。很可能，我们很快就将如此依赖智能环境，而不太明白为何从前没有这个环境居然也活了下来，正如我们今天会对过去没有电子邮件和智能手机的生活感到惊讶一样。

但是，把一切——包括肉体和大脑都电脑化是有风险的，而我们的隐私和自主正面临前所未有的危险。这是因为有关我们、我们的行为、我们的习惯，潜在地来说甚至我们的思想，都会被数字化，在某个地方被记录下来、储存起来。如果我们的“智能”衣服能持续不断地给医生提供有关我们生命特征的信息，这方面的信息就会储存起来，并有被“黑客”侵入的潜在可能性。在以市场为基础的经济社会中，这些信息甚至可能被卖给保险公司和其他商家，或者卖给某个潜在的老板。如果我们对谁能检索我们的个人信息进行大规模的调控和限制，这种信息也可能免费向政府提供。很快，有关我们的一套巨大而详细的资料就会存在。而目前来说，我们并不能保证能够掌控这种信息，因此有些人只要有可能，就愿意放弃使用许多新的技术。不过，在接受多重监测技术的过程中，阻力会非常小，甚至有些情况下，这个进程是难以避免的。例如，不妨假定机场安全系统可能会发展到要依靠要求所有人都移植“身份识别芯片”，以便进行读取和清关，才能让人登机的程度。如果想过一种正常的生活，可能有必要完全拥抱某些技术。

我们通过综合技术，已经踏上了消除大量人类痛苦的道路，但并非所有的人都欢迎这种想法。生物伦理学家的一个重大担忧是，假定从肉体和精神上完全消除痛苦，人类是否真的幸福。在整个历史中，关于痛苦和不幸如何有潜能，可造就值得赞赏的性格特征，如对他人的同情和怜悯等，书写此类的材料早已汗牛充栋。英国生物伦理学家 Y.J. 厄尔登指出，如果患者有自我意识，而且爱好寻求真理的话，即使得了抑郁症，也具有超验价值。她写道：“我们的身份，是由多种可能引起痛苦的经验或情感而形成的，如抑郁症和痛失亲人等。”天主教伦理学家特别倾向于认为，痛苦是有救赎价值的。而这些思想家与厄尔登所称科学家的“技术乐观主义”形成了鲜明对照。科学社区还有一种值得注意的倾向，喜欢以简化论的方式思考人类经验，认为人类经验不过是人脑的化学和电子过程总和。而且，伴随着这种倾向，还有一种期望，希望人类的大多数痛苦都能加以改善。进而言之，应该加以消除。

很难对这种看法提出异议，但根除疾病、增强人类能力，是否就肯定会提供人类始终在寻找的那种难以捉摸的幸福状态，这一点目前尚未得到证明。科学证明，我们总在一成不变地把每一种改善的状况吸收进我们的生活，然后成为一种“新常态”，把构成幸福的界限进一步向前推进。如果假定有这样一个世界，把疾病彻底根除，人人获得永生，生活再也没有任何逆境，包括失望、挫折感、孤独感和对意义的渴求等，那似乎是很不现实的。

本书叙述的大多数具有开创性的技术，不是尚处临床试验、已经提供了原则证据的动物试验，就是已然存在并正等待商业化。政府调控机构、大学和私企伦理监督委员会等，都感到难以赶上技术的发展速度及其对个人和社会的影响。由于这些技术具有巨大的商业潜力，将其实施的速度肯定会在美国、欧洲和其他几个亚洲国家很快发生。

他们都要互相竞争，以便第一个获得专利并主宰国际市场。与医疗技术的快速发展相比，美国食品药品监督管理局（FDA）这类调控机构的速度慢如蜗牛。人道关注给政府施加了更大的压力，要求其帮助把这些技术向患病公民提供，而FDA几乎都没开始考虑人类增强的种种问题。

哲学家尼克·博斯特罗姆提请人们注意“只提供优越地位（如身高增加），他人缺乏而自己拥有的增强，和不是提供本质利益（就是提供正外部性，如更好的免疫系统或认知功能的改善）增强之间的差异。我们应该促进第二种增强，而不仅仅是给人优越地位的增强”。但在一个迷恋青春和美丽的社会里，我们把自己限制在第二种增强中，这种可能性似乎并不大。

尽管激进的新发明（如人工器官），现在正在人体中进行测验，但以机器人形式出现，能与人进行交流的人工智能（AI），却更早面世，而且将在整个工业化世界变得无所不在。在可见的未来，我们这个星球可能要与数量众多、有智力且自动（指电算能力方面）的人工活体分享，它们的智力要超过我们的智力。在民主社会，这些活体是否有权利和责任？它们在哪些方面像我们，哪些方面不像我们？

我们正在迅速接近一个时代，很少有人（就算有的话）能理解我们周围浩如烟海的科技。当智力超常的机器接替了人类的大部分劳动，急剧延长的生命期限使得人们手上有大量的剩余时间，我们是否会变得懒惰？是否会过分依赖我们并不理解的机器？我们如何保证，高度发展的AI能够满足人类的需要，而不是它自己的需要？有些极端分子认为，我们应该抛弃AI、纳米技术和遗传学等的开发，因为这样做最终只会产生一个人类显得多余、而没必要存在的未来。新卢德主义分子也许可以暂时减缓接纳新发明的速度，但在商业竞争和军事竞争驱动技术的全球化社会中，他们是永远不可能取胜的。凡是决定坐山观CTs革命的国家，最终只会落得个经济处于劣势、军事羸弱的局面。

博斯特罗姆展望了这样一个世界，其中，超人类主义正迅速成为现实。他写道："虚拟现实、胚胎植入前基因诊断，能改善记忆、提高注意力、改善睡眠质量和情绪的药物，性能增强药物，整容手术，变性手术，修复学，抗衰老药，更亲密的人机界面。所有这些技术都已在此，再不就是接下去的几十年中可望出现。这些技术能力综合起来，随着它们的成熟，可能会深刻地改变人类的生存状态。"这段话写于2005年，而自那时以来，这些技术中的每一项技术都已成为现实，只是等待商业化，然后就可成为日常生活中司空见惯的事物了。

安德斯·桑德伯格指出，改变我们身体并增强我们身体的能力，不仅不会造就一模一样、完美无缺的人形机的大军（就像科幻小说中经常描写的那样），而且更可能以非常人性化的方式操练。新技术以及按个人选择使用新技术的自由，将把自我实现的需要推向史无前例的高度。这项运动不会采取压迫手段逼人就范，而是会呼吁社会容忍比我们目前所能想象出的更大的人类多样性。这一切都不取决于我们，而是取决于我们所要成为的那种人，因为1.0人类（humanity 1.0）正迅速攀上技术悬梯，从而产生一个新的人种——超人类。

第二章

“比我与生俱来的心脏还好”

当医生告诉 40 岁的斯苔西·苏曼迪格，说她只有几天好活了时，她脑海里只有一个想法。她病得如此严重，几乎无力放声大哭。她想："我有四个孩子要照料，可不能死去。"得知一种病毒袭击并摧毁了她的两个心室，造成终末期心脏衰竭后，她极为震惊，难以接受这个消息。尽管一连几个月感到不适，但她身体健康，十分活跃。事实上，住院前多达两周的时间里，她一直每周健身三次，还有一份全日制的园林工作。斯苔西要干很重的体力活，还要照料小家庭，因此"几乎坐不下来"。

斯苔西的故事证明，无论医生说什么，要想倾听你身体的声音，是没有任何方式可以取代你本人的。她 7 月第一次去看她的家庭医生，抱怨说有伤风感冒的症状，夜里盗汗，呼吸困难。她病历上本来就经常有支气管发炎的记录，她的医生也是这么诊断的，给她开了抗生素。这个药好像管用了一段时间，但症状又回来了。从 7 月到 9 月，斯苔西看了几次病，先是诊断患了支气管炎，接着又诊断为肺炎。她被告知说，呼吸不畅可能是因为哮喘。虽然一剂剂抗生素似乎还能管用一段时间，但老的症状还是不可避免地又回来了。终于，在9月，她的医生命令她拍X光。医生在一个清晨看到结果，就打电话给她，这是她永远难忘的一个电话。

“你的心脏严重扩大，”医生告诉她，“周围都是积水。你必须立刻住院。”于是，斯苔西开始了一场旅行，很少有人能像她这样具备足够的勇气和耐性。医生告诉她，她可能活不过周末了。他们建议她安排后事，通知亲人，做好最坏的准备。她没有接受这个消息，而是想着她的几个孩子：8岁、9岁、13岁和14岁。谁来照料他们呢？没有了她，丈夫如何操持这个家呢？“我病得太重了，泪水都哭不出来，但我告诉他们：‘你们肯定会有办法的。’”

医生很快就做出决定，作为最后的方案，把斯苔西转院到西雅图的华盛顿大学医学中心（UWMC），因为那儿的资源要比她现在在华盛顿州皮阿拉普市的地方医院多。幸运的是，斯苔西在那儿遇到了一位名叫那胡希·莫卡丹姆的心脏病学家。此人给了她最后，也是唯一的选择方案。首先，他告诉她，目前暂时没有生物心脏进行移植拯救她的生命。但是，有一个非常新的替代方案——全人工心脏（TAH），是图森一家名叫辛卡迪亚（SynCardia）的公司制造的。只有几百人移植了这种人工心脏，但FDA已于最近批准了这项技术，而UWMC有能力为斯苔西提供。

TAH并不被认为是一个永久性的解决手段，而只是一种过桥技术，能让斯苔西暂时活一段时间，直到有合适的生物心脏为止。但就在这时，斯苔西产生了并发症。这意味着，她的自然心脏切除后——这是一个不可逆转的行为——把 TAH 接在她的主动脉上的机会，只有 50% 的成功可能。主动脉即心血管的主要通道，把血液从心脏输往身体的其他部位。斯苔西一出生，就患有先天性主动脉狭窄，4 岁时就做了一次主动脉重建手术，31 岁时又做了一次主动脉瓣替换术。据医生估计，病毒攻击她的心脏已达两年。由于病毒造成的破坏，唯一能支撑她主动脉的是与主动脉瓣相连的肌肉，这块肌肉已遭感染，十分脆弱。完全有可能的是，一旦移除这块小肌肉，就没有任何地方可以维系人工心脏了。她知道，一旦上了麻药睡着了，她只有 50% 醒来的机会。斯苔西害怕得要命，但她只能坚信手术一定会成功。几天里要处理的信息量十分巨大，安装一个全人工心脏，光是这个想法就让人寝食不安。但是，一想到她的几个孩子，她就同意做手术了。

结果，斯苔西长期心脏衰竭的一个效应，反倒改善了她成功心脏移植的机会。据莫卡丹姆医生说，切除她的心脏后发现，她的心脏没有健康心脏所特有的那种坚实、弹性的肌肉，而是十分稀松，从他手里滑了出去。而且，她的心脏还在急剧扩大，因此还扩大了她的胸腔。这也是斯苔西这位个子中等的女性，能够接纳 SynCardia 公司制造的 70 平方厘米（cc）的心脏的唯一原因。这个尺寸仅供男性或体形很大的女性使用。幸运的是，这个 TAH 有左右心房（上心室），还有左右心室（下心室），执行的是心脏的大部分工作，因此可以挂在斯苔西的主动脉上。但是，这时候，斯苔西的生命器官因缺乏血液流动而开始衰竭，而她的肺部在手术期间破裂了。她开始了长达两周的昏迷状态，与一台接管了血液循环任务的 ECMO（体外膜肺氧合）机器相连。与此同时，她的生命器官慢慢开始恢复正常工作，肺部开始恢复功能。

两周半后，斯苔西从昏迷中苏醒了过来。她的生命器官因血流量增加而一直在稳稳地改善。使她大松一口气的是，这个 TAH“比我与生俱来的还要好”。尽管她肚子上有两根管子接在 13.5 磅[1]重的自由牌便携式驱动器上，随处走动都要把这个仪器背在背包里，但她能够回家，过上相对正常的生活，同时等待一个与她相匹配的生物心脏。她的那个背包起先似乎很重，但她很快就适应了背包以及连在背包上的管子。只要还用这个 TAH，就必须用管子。驱动器里的电池能保证心脏泵血，但必须每天插在墙上的插座里充电。充电一次，仅持续八小时。因此，她必须非常小心，到哪儿去都要找到伸手可及的充电插座。光这一点，就让人焦虑不已，但幸运的是，她晚上睡觉时，可以让驱动器充着电睡。

这个心脏的优点是每分钟能泵 9.5 升血。她的肾脏又开始工作了。突然之间，她有了精力，脸上的气色也好了，感到生命在体内流动。她出门遛狗，照顾几个孩子，还去市场购物，感觉简直就像一个奇迹。

不是每个人对斯苔西的情况都能做出善意的回应。人们倾向于盯

---

[1] 1 磅≈ 0.454 千克。

着她瞧，看着她背着那个沉重的背包，有管子从背包里穿出来，钻进她肚子里。他们中有些人还会提一些“粗野、可恶的问题”，因为这个心脏的心跳好像扩音了一样，别人都听得见。虽然斯苔西很快就适应了，但不是人人都能容忍。她的情况足够好时，就跟家人一起去手术前常去的教堂。教堂门外有一个告示写道：“还你本色。”做了一次礼拜后，牧师告诉她说，她的心跳声太大，让其他一些教区的居民不胜其烦，叫她别再来了。这让斯苔西和她丈夫感到难以置信，但还是同意不再去了。

斯苔西戴着人工心脏生活了 196 天后，接到一个电话，告诉她说，有捐献的心脏可用了。这个消息让她深受震动，心情十分复杂：一方面，她感到难以置信的兴奋，但另一方面，她又很担忧要把人工心脏移除，因为这个人工心脏工作得非常好，她一直过着基本上正常的生活。如果她的身体拒绝接受生物心脏怎么办？移植 TAH 时，不存在拒绝的问题。她得吃药，避免凝血问题，但如果移植了捐献心脏，就意味着一生都要吃药，以抑制她的免疫系统，而这是一个有着高度风险的过程。服用免疫抑制剂意味着，哪怕是简单的感染，也有夺去她生命的潜在危险。但她最终还是做了生物心脏移植。如今，斯苔西是一个活跃、健康的全职母亲。她得定期做活组织检查，监测看是否有拒绝新心脏的现象发生。而最近，她吃惊地得知，她正体验一场轻度的拒绝——她感到吃惊，因为她的感觉是如此之好。她的心脏病学家告诉她，实际上凡是心脏移植不久后，就经历轻度拒绝的人，从长远来说有可能是最好的。但她决不认为这是理所当然的，她不带疑虑地安排自己生活中的“轻重缓急”。她说：“我想要的已经得到，也就是跟我的家人待在这儿。”

斯苔西是即将移植 SynCardia 公司制造的 70cc 人工心脏的约 1200 位病人之中的一个。尽管 FDA 已批准把大心脏作为过桥移植，但 SynCardia 公司已生产了适合女性和青年人的 50cc 的心脏，还获得了 FDA 的批准，探索作为目的地疗法的小心脏用途。也就是说，让移植成为永久移植。目前，人们还不知道 TAH 能持续多久，但这项技术的发展速度却令人难以置信。小型化仍在继续，目前正在开发 30cc 的人工心脏，其操作性能之好，可与大心脏相媲美。尽管 TAH 取得了巨大的成功，但它还是有一些不利的地方。病人心脏移植后，必须切成开口插管，管子尺寸相当于花园的小水管，从肚子里伸出，插入驱动器。而且，还得天天给驱动器充电，还要时时刻刻把背包背着，这很不方便。但所有这些问题与另一选择——死亡相比，就相形见绌了。不过，这项技术正在很快地演进，即将产生更先进的终端产品—— 一颗小型的完全自成一体的人工心脏，和长寿电池一起植于皮下。这就免除了便携式驱动器，也不再需要切成开口插管。

人工心脏的潜在市场极为巨大，因为心脏病是男男女女的头号杀手，而生物心脏极其稀缺。今天，有许多人都死于心脏病，但身体的其他方面却很健康。如果移植了一个持续长久又很可靠的人工心脏，谁又知道这些人的生命可延长多久呢?

为了从医生那儿获得对人工心脏的看法，我采访了业界先驱、心肺移植外科医生马克·普兰科特（Mark Plunkett）。他曾在肯塔基大学

（UK）医学院，作为胸心外科主治医生，移植过三个 TAH。只要一与普兰科特医生交谈，就能听出他对人工心脏的热情，以及他与同事为“病得最重的”病人提供的令人难以置信的拯救生命的替代方案：这些病人如果等待捐献心脏，肯定必死无疑。普兰科特在 UK 时，曾敦促医学中心投资近 100 万美元购买设备，为病人提供 TAH。他身为儿科移植专家，现已接受了佛罗里达大学和佛罗里达甘尼斯维尔尚兹儿童医院先天心脏中心的一个职位。

普兰科特医生从很小的时候起，就知道他一生想做什么。他在马里兰州东海岸的一个小镇上长大。他才 7 岁时，就跟人说，他要当外科医生。他还清楚地记得，1967 年他才 7 岁，南非医生克里斯廷安·巴纳德就做了世界上首例人对人的心脏移植手术。心脏移植接受者——53 岁的路易·瓦西康斯基，仅活了 18 天就因并发症而丧生。但是，这次移植手术很成功。从那一刻起，普兰科特就知道，他要当一名移植外科医生。他此时已对医学入迷，而听说这次移植手术后，他“喜不自胜”。此后，他只要能找到医学信息，就会如饥似渴地去了解，并致力于扫清一切障碍，为的是能够成为一名外科医生。他在学习中走得越远，对这个选择感觉越好。在杜克大学医学中心实习，又在 UCLA 医学中心接受专科训练后，他开始对各年龄的病人进行心肺移植手术，其中还包括儿童。

普兰科特医生之所以迷上人工器官移植，部分原因是生物器官奇缺，这个问题仍继续困扰着患有终末期器官衰竭的患者。目前，等待单上有 11.9 万位病人在等待捐献器官，其中每年约有 7000 人在等待中死亡。问题是，鉴于各种原因，很少有人愿意捐献器官。与此同时，随着美国人口年龄增长和老化，器官移植的需要也在加大。除此之外，一般的心脏移植仅持续 12～15 年，就会因排斥和心脏衰竭而必须再进行心脏移植。对心脏尚未衰竭就死于其他疾病的老年人来说，这也许不算什么，但对儿科病人来说，这意味着，孩子一生中必须经过多次心脏移植手术。而每次他们移植的心脏衰竭，就要面临合适心脏极为短缺的问题。

目前，有几种不同的人工器官正在研制和试验中，但人工心脏后面的技术，则早就一直在研发中。1963 年，保罗·温彻尔制造了第一个人工心脏。这成了贾维克心脏的原型，后于 1983 年第一次在人体内移植。接下去的几十年中，人工心脏越来越精密，接受人工心脏的病人也活得越来越久。按马克·普兰科特医生的话来说，生物技术产业已出现“工具爆炸”现象。医生只要仔细寻找，就能找到安全、有效的工具。普兰科特医生对 SynCardia 公司制造的全人工心脏，特别是全部自成一体的小心脏的未来前景感到兴奋，因为这种心脏对儿童和青少年来说，可能是一生一劳永逸的疗法，而他相信，这种前景已近在拐角了。他对 TAH 的印象特别深，因为它不需要服用药物抑制免疫系统，而要移植生物器官，就永远都要对免疫系统进行抑制，这只能管一段时间。所有情况下，身体最终都会排斥移植心脏。依他所见，人工心脏的下一个突破，将是经过小型化，具有 SynCardia 公司泵血能力的那种心脏，其只需要病人佩戴一条持续充电的电池皮带，而不用携带沉重的背包。接下去的新版心脏，是电池植于皮下，能全部自成一体的心脏，而这是不可避免的了。

接受心脏移植，从很多层面来讲，都是一件很复杂的事。有了人工心脏，就会增加一整个层面的情感，而这种情感是任何人 20 年前都无法预见到的。普兰科特医生为我描述了整个保健专业人员团队的协调情况，进行人工心脏移植的就是这些人。而且，他还描述了把生命垂危的病患从医生办公室带上手术台的全过程。

首先，病人必须满足符合生物移植的所有条件。这意味着，必须患有左右心室都衰竭的终末期心脏衰竭，或双心室衰竭，对任何其他可移植装置或药物都不能产生反应。病人一般都要由心脏病学家，通常还是心脏衰竭心脏病学家，转介到心脏移植外科医生那儿。这些病人身患重病，如果不接受心脏移植，平均寿命就会非常有限。他们心脏衰竭的原因有很多种，其中包括冠状动脉疾病、心脏病、高血压，以及攻击心脏的病毒，或一至多个心瓣患病。一般来说，心脏因心肌逐渐萎缩而过于肥大，心脏的工作就越来越苦，导致其肥大，任何肌肉在这种情况下也会如此。虽然这能暂时改善心脏的泵血能力，但长此以往，心脏的效率只可能越来越低。如果不做移植手术，最后就会以病人死亡而告终。

随着心脏泵血能力的减弱，不能给生命器官提供足够的血液循环，导致生命器官一个个失灵，心脏衰竭的症状就会越来越糟糕。病人感到不胜疲倦，即使休息时也是如此，并随血液和其他液体在肺部积累而感到气短，随着心跳加速，挣扎着把血液泵入体内而产生心悸，又由于液体滞留而感到身体肿胀。失去胃口和感到恶心，也会增加因流入生命器官的血液不足而导致全身的病痛感。心脏衰竭到了这个阶段，病人一做任何体力活动，就会感到极不舒服，而由于肺部积累的液体，会产生即将被淹死的感觉。很多人只能坐着睡觉，而这种情况会使已经感到的极度疲倦更加严重。病人到了这种情况，一般就会被转介到普兰科特医生这样的移植外科医生那儿。

一旦确定病人适合做人工心脏移植，就需要一个团队：心脏病学家、护士或执业护士[1]、移植协调员、社工，以及一个心理医生、一个营养师、一个传染病专家，有时还需要一个伦理学家一起来管理这个病案的方方面面。这些专业人士要定期开会，讨论病人面临的各种问题，其中包括缺乏保险或社会支持不足等问题。病人需要接受心理辅导，帮助理解和对付最终移除自己心脏的问题，并解决自己的种种焦虑和汹涌澎湃的情绪，因为这些情绪会在生命终结的状态中，将一个人完全吞没。

普兰科特医生说，当把全人工心脏的情况告知病人并向其播放一部短片时，并不是人人都同意要看的。“这种观念太激进了，”他说，“很多年龄较大者感到很难接受。”人们对这个过程的感觉，也是可以理解的。从历史的角度讲，心脏在我们的文化中，曾发挥了很重要的作用，其作用早已超出了它的生物功能。在大部分人类历史中，心跳一停止，其定义就是死亡——因此，没有了心脏，那是一个十分恐怖

[1] 在美国的医疗体系中，执业护士（nurse practitionet）要比护士接受更多的医学训练，可以诊疗患者。

的景象。而且，几千年来，我们一直都认为心脏是情感的中心、爱情的源泉，是我们感情最深的部分。我们如果对某事真的很确信，我们就“心知肚明”。没有了生物心脏，我们在“活着”这个意义上，还真的是“活着”的吗？而且，还有些问题针对的是命运和一生的期望，一旦心脏衰竭，人就不“应该”还活着。对信教的病人来说，也许上帝要的就是我们在心脏衰竭的时候死去，而如果“欺骗命运”，最终就会受到某种惩罚。普兰科特医生从介绍进行心脏移植的病人那儿听到了各种各样的问题。一个病人问他：“如果我没有了心脏，我还会爱上别人吗？”对其他人来说，通过外接电源，驱动一个气动隔膜型人工心脏来替代自然的心脏，这个想法简直太让人毛骨悚然了。尽管这项技术令人兴奋，但在机器执行我们最重要的功能时，我们的社会还没有把“何为人类”的定义确定下来。

尽管如此，没有什么比逼近死亡更能让大脑集中注意力了，而大多数适合接受移植并提供了 TAH 的病人，都感激不尽地接受了这个手术。较为年轻的病人，都比较容易接受人工心脏。普兰科特医生还听说，欧洲病人对人工心脏信心十足，即使有可资利用的生物心脏，他们也宁可不要。我问斯苔西·苏曼迪格，如果她可以选择的话，她是否会接受永久性人工心脏，她毫不犹豫地说会。TAH 是一件礼物，给那些如果没有得到这个礼物就会死去的人赐予了生命的数量和质量。而且，随着时间的推移，TAH 或人工心脏的另一个版本，就会给那些接受这种心脏的人带来良好的健康状态和大大延长的生命期限。

但是，还有一个问题是需要解决的，即知道何时关掉装置。普兰科特医生对我描述了一种凸显这一问题的假定病案：假定人工心脏移植病人严重中风，导致脑死亡，但人工心脏却像心肺旁通机一样，仍在全身保持血液循环。病人依然全身温暖发红，仿佛处于安宁的睡眠状态。这时，医生就会对其家人提供辅导，告知继续提供血液循环是无济于事的，因为一旦所有的大脑活动停止，他们认识的那个人就再也不会回来了。从任何方面讲，病人已经死亡。医疗团队可能会建议关掉人工心脏——这个决定与从脑死亡病人那儿移除呼吸器的决定是一样的，但这样的决定是令人十分痛苦的。

移除了呼吸器的病人，一般不会马上就死亡。他们还可能存活数小时或数日，身体慢慢失去机能。但一旦关闭人工心脏，人就会立刻死亡。如果在关闭人工心脏之前没有妥善施以药物，就可能引发痉挛和大喘气，因为身体对突然撤销氧气是会产生反应的。这只是一个仍在工作的脑干造成的反射，而不是生命回光返照的迹象，却可能产生误导。无论关闭装置的行为有多么合适，家人仍然会觉得亲人在做生命挣扎，从而感到强烈的内疚。他们对亲人的最后记忆可能在他们心中萦绕一生。有些家庭绝不愿意这么做，因为他们认为这是谋杀行为。而且，谁也不知道，有人工心脏的脑死亡病人是否会继续拥有某些生物功能，使其仍然显得好像活着一样。人工心脏方面，还没有出现卡伦·安·昆伦或特丽·夏沃的情况[1]，但这样的案子肯定会出现。

[1] 卡伦·安·昆伦（Karen Ann Quinlan）和特丽·夏沃（Terri Schiavo），是两例植物人事件，亲人要求结束其生命，引发了广泛的讨论。

尽管人工心脏移植还太新，尚未出现形成一体的研究规模能够了解如何解决这类伦理问题，但我们通过生命终结问题，已有的心脏辅助设表是如何收场的情况，还是可以略知一二的。

最近几十年来，心脏病人可移植装置的菜单内容一直都在增多。最古老，也最为人知的心脏装置是电子起搏器。不过，现在正在研发的心脏移植，除了终末期左右心室衰竭之外，可解决特定的问题。越来越多的人接受了这些装置，有时是作为过桥心脏移植，但更多的是作为永久疗法。这些装置包括：双心室辅助装置，支持双心室的功能；体外膜肺氧合 (ECMO)，可趁病人从急病恢复时接管执行心肺功能；经胸主动脉内球泵，可以接管高达 20% 的心脏荷载；左心室辅助装置；右心室辅助装置；机械循环辅助（这是一个可以稳定循环血液，而不是以脉冲行为循环血液的机械泵）；人工泵；植入式心律去颤器（ICD），这个装置能在检测到不正常的韵律时，产生强大的冲击力，把心脏加以“重置”。为大家所熟知的是，美国前副总统迪克·切尼就装了一个 ICD，后来接受了心脏移植手术。

生物伦理学家林恩·A. 杨森曾撰文谈到过电子起搏器的关闭问题。起搏器能在病人垂死之际产生稳定的电荷，保持心脏以规律的速率跳动。对许多人来说，起搏器是一个福音，因为它能在心脏电脉冲无节律到危险的地步，使人可能有心脏骤停而突然死亡的风险时，大大增强生命力和延长生命。然而，既然许多使用起搏器的人年龄都很大，并面临生命的终结，而且病因都不是心脏问题，那么，一个功能很好的起搏器就能大大减缓死亡过程和痛苦过程，否则病人早就自然死亡了。特别常见的情况是，家庭面临需要做出这样一个决定，即是否要关闭起搏器，何时关闭，从而让人自自然然地死掉。人们十分清楚地认识到，凡是使用了心脏起搏器的病人，都会跟他们的装置产生一种复杂的心理关系：他们对这种装置既感激不尽，又十分依赖，也许将其视为他们和死亡之间的最后一堵隔离墙。有些人在植入起搏器后，实际上已将其视为肉体的一部分。而一场生物伦理的激烈辩论，正在我们视为身体某一部分和不属于身体任何部分的界限内展开。

传统上讲，就算不是全部的自我，身体也被认为是自我一个不可分割的部分。杨森写道：我们在尚未决定是否关掉起搏器，以及何时关掉起搏器时，必须确定这个起搏器是不是完全与身体融为一体（因此也是自我的一部分）。虽然起搏器明显不含有人类细胞和组织，而且源自身体外部，但一旦植入身体，就成为维持生命的一个系统的活跃部分。她交代了一个病人的问题，该病人处于持续的植物人状态，如果没有一个起搏器发挥功能，就可能活不下来。据杨森估计，如果把起搏器视为身体的一部分，把它关掉就相当于谋杀。而如果起搏器被视为外在身体的物体，那从伦理上来说，就可以关掉起搏器，而且也不会认为这种行为是谋杀。杨森的立场是，起搏器的设计不是自行执行功能，而只是作为生命系统的一部分。如果这个系统关闭，起搏器就会失去其意义。只是，在脑死亡的身体中进行血液循环，这并不构成生命。

最近，随着 ICD 接受者面临生命终结的问题，生物伦理学辩论又起。ICD 所做的事，跟胸外去颤电极所做的一样，都是通过刺激心脏，使其回到维持生命的韵律，目的是防止心脏猝死。只有ICD是胸内植入，它们虽然能够为衰竭的心脏执行不计其数的功能（包括起搏功能），但它们最出名的是能检测出心脏失常现象，然后立刻给心脏一个强大的刺激，“重置”心脏，从而避免死亡。据受到这种冲击的病人描述，冲击是一种十分强大、令人不安的击打，“就好像被马照胸口踢了一脚”。尽管病人余生都要依靠ICD，但大多数人都感到焦虑，不知道何时会受到这种痛苦的一击，而一旦接受了，就会很不安地知道，他们离死亡已经不远了。病人一般都依恋他们的ICD，但同时又对其感到恐惧。

尽管心跳过速或不规律发生时，ICD很有效，但它们不可能防止晚期心脏衰竭的发生。由于其设计的目的是防止心脏猝死，因此可能使病人遭受更痛苦的死亡过程，ICD会对跳动速度逐渐减慢或变得不规律的心脏施加一次又一次的冲击。这个过程对行将就木的病人来说是非常痛苦的，而对其亲人来说，也是很难受的。病人在去世的过程中，身体可能会发生猛烈的震动。据报道，曾有这样的例子表明，临终的病人受到30多次的冲击，而他们的亲人只能在一边无助地观望。如果没有这种心脏，他们也许会平平静静地去世。

有几个理由可以说明，为什么越来越多的病人遭受了这种痛苦的死亡。在一个层面上，人性以及我们关于死亡过程的传统态度，还没有跟上先进的技术。显而易见的解决方案是，如果病人只有几天或几周好活了，那就关掉ICD的除颤功能。关掉ICD并不意味着会发生突然死亡，心脏还将继续跳动，直到自然死亡发生。但医生、病人和家人之间，就是否关掉 ICD，存在着一种心照不宣，对此几乎从不讨论。

研究表明，病人不愿讨论是否关掉该装置，因为他们对此的感情很复杂，而且经常把关掉行为比作自杀。他们几乎千篇一律地不想就是否关掉 ICD 做出决定，而是期望医生这么做。但尚存的少数研究表明，医生并不想承担决定的责任，而且极少跟病人讨论关机的选择方案。他们期望病人主动讨论何时关机，而多达三分之一的医生绝对不会关掉 ICD，因为他们认为，这样做等于是由医生协助来进行自杀。ICD 的制造商可为病人派一名技工，通过无线方式关掉该装置，但据 ICD 的三位美国制造商之一坚持说，关机的决定必须在病人和医生之间做出。一位产业代表 2006 年告诉《华盛顿邮报》说："我们并不认为，从事医疗是我们的工作。"因此，总是无人最终做决定。本来可以平平静静地去世，结果成了对所有参与者的一场折磨。

ICD 于 20 世纪 80 年代第一次引入美国，已植入 50 多万名美国人的身体。每年都有 15 万左右的人被植入该物。婴儿潮[1]出生的人慢慢长大，他们的父母日渐衰老，这些人中有许多病人都在接近生命的终点。有些情况下，这些病人早就与为其植入 ICD 的医生失去了联系。并发现，他们现在的护理人员中，无人愿意就关掉装置与之交谈。病人、医生和护士中间，存在着一种很强的偏见。就连临终关怀提供者也不愿讨论 ICD 的关闭问题。哈佛医学院报告说，尽管大多数

[1] 婴儿潮（baby boom）：指"二战"后美国从 1946 年至 1964 年，新增了 7800 万婴儿。

临终医院都有强大的电磁装置，只要放在 ICD 上面，就能停止冲击的产生，但只有 10% 的临终医院制定了有关这个问题的政策。

詹姆斯·卢索（James Russo）在《美国护理杂志》2011 年发表的一篇文章，是在临终使用 ICD 的现实问题上最经常引用的一篇文章。卢索把 1999 年 1 月到 2010 年 10 月 31 日，就此题发表的所有文章做了一份调查，调查对象包括病人、医生、行业代表和临终医院的工作人员。他的文章对为何病人临终时，大多数的情况下都不关闭 ICD 的原因，做了清楚的阐述。卢索注意到，去颤器的主要用途，是治疗涉及心室、心脏下方两个心室心动过速或心跳紊乱的问题。病人被认为接近临终状态的很多年前，通常就已植入了这个装置。而且，医生在植入时一般并不认为有必要急于讨论关闭装置的问题。除此之外，这种装置逐渐被视为身体的一个组成部分，而其他的生命支持形式，如呼吸机或洗肾机等，都不具备这样一种特性。使所有这些因素变得更糟的，是病人和 ICD 结成的心理关系。卢索找到的证据是，病人常常会高估 ICD 的救生能力，认为该装置是“一个值得信任的朋友”。病人可能错误地认为，ICD 可以防止晚期心脏衰竭造成死亡，但情况并非如此。卢索还注意到，从 ICD 受到冲击的病人，可能因害怕冲击、害怕死亡而产生焦虑，甚至得了抑郁症。这就好像使病人进入了一种“第二十二条军规”[1] 一样的恶性循环，禁止他们与医生讨论关机的可

[1] 源自美国作家约瑟夫·海勒的小说《第二十二条军规》。根据“第二十二条军规”，只有疯子才能获准免于飞行，但必须由疯子本人提出申请。同时又规定，只要能意识到飞行有危险而提出免飞申请的，都是头脑清醒者，应继续执行飞行任务。

能性。

内森·戈尔德斯坦因（Nathan Goldstein）和同事们做了一项小型研究，于2008年将研究结果发表在《普通内科学杂志》上，该文描述了15位病人的态度。他们作为焦点小组组合在一起，考察其对关机问题的态度。应该指出的是，这些病人中没有一个处于积极的临终状态。因此，关机问题对他们来说，似乎只是假定，而不是当务之急。令人吃惊的是，没有一位病人与医生谈过关机问题。大家一致不愿讨论这个话题，尽管他们也害怕ICD的冲击。他们倾向于过高估计ICD的功能，以及一旦关机，就可能立刻死亡的风险。他们中没有一个人知道，关机或重新编程（关掉去颤功能，但继续起搏功能）其实是有可能的。一位病人把关闭ICD比作“自杀行为”。

这项研究还表明，病人并不真正理解ICD在他们健康方面所发挥的作用，也不理解他们为何会接受ICD。无论是否受过冲击，所有病人都对接受冲击感到高度焦虑。没有一位病人愿意为了研究而讨论关机问题，也不愿在以后的日子里与医生讨论这个问题。一位病人把关掉ICD等同于突然心肌梗死，虽然这个想法并不准确，但全组都强烈地持有这种看法。另外，参加者似乎并不理解这样一点，即ICD不会阻止他们不因晚期心脏衰竭或另一种疾病而死去。大多数人“都不敢想象死亡成为可能，或很有可能”，而且，有几位还非常清楚地说，在正确的时间建议关机，这应该是医生的工作。病人过于依赖医生，指望他们为其做出关键的决定，这是很成问题的，因为上述作者中还有几位做了另一项研究发现，医生跟病人一样，也不愿意讨论关机问题。

为了探讨医生的观点，戈尔德斯坦因和他的团队一起，对四位电生理学医生、四位心脏病医生和四位普通执业医生进行了详细的采访。这项研究的结果可能有点偏差，因为几位作者采访的医生，只限于那些曾在某个时间与病人讨论过关机问题的医生（在医生中绝对占少数）。即使如此，这些医生也极少与病人进行这样的交谈。而经他们查明，进行这样的交谈，是有几个障碍的。他们的主要理由是，害怕让病人感到可能接近死亡，而他们做的是“关闭希望”。医生还认可，即使做出了生命终结时的决定，ICD 有某种东西使其关闭，本身要比其他生命支持技术的关闭更难。他们的报告中说，事实是，ICD 很小，植入了体内，很容易被忽略。他们还承认，跟病人讨论这事令他们不舒服。尽管所有的医生都认为应该进行讨论，但大家都不确定何时开始为好，而且对提及即将死亡的可能性一事，都持强烈的保留态度。

虽然该文的几位作者没有明显提及，但文中暗含的主题是，美国医学界均有一种倾向——尽量避免认识到死亡终将到来。无论病人还是医生，都不愿意承认这一点，永远都想用其他治疗方式或干预方式，希望尝试着避免死亡。医生不仅不愿讨论生命终结时的 ICD 关闭问题，他们甚至都没有意愿去关闭该装置。卢索引用一项研究表明，根据对电生理学医生和装置公司代表（他们经常是最后关掉装置的人）的抽样，只有 57% 的人说，他们关掉 ICD 的时候会感到舒服，哪怕病人提出了要求也是如此。这么一来，我们发现，我们面临一道难题：病人要医生为他们做决定，而医生则把责任推到病人身上。这个行业占百分比很大的一批代表则觉得，即使病人提出要求，要他们关掉 ICD，他们也不会感到舒服。结果是，临近死亡时，把 ICD 关闭是极为罕见的。因此，越来越多的人很遭罪，经历了几乎人人都称作"死得很糟"的那种状态。由于医生（以及病人）都倾向于把关机等同于安乐死，他们有时就会推迟做决定，要求进行伦理或心理评估，这反而增加了体验痛苦和无效冲击的风险。

正当我们展望医疗技术崛起之时，很有可能，ICD 并非故意产生的后果，也有可能在一系列产品中发生。即使在植入时能就最后是否关掉 ICD 进行讨论，但讨论得这么早，并不一定就能反映出病人只有几天好活或几周好活时的实际感觉，也不一定就能反映出病人陷入昏迷或脑死亡状态时，亲人处于迫不得已的状态下可能做出的决定。就连医生对能与身体自然功能协调一致的植入式小电器的态度都很不一样。这个事实本身就说明，病人和技术之间的界限已经模糊起来。如果我们相信，只要这些装置横亘在我们和死亡之间，那我们就肯定会对之产生很深的感情，也会反射性地抵触消解这种界限的努力。

随着人工心脏和心脏辅助装置的科学迅速推进，即使更激进的解决方案，现在也在调研之中。再过几十年，就连自成一体的全人工心脏都有可能过时，因为到了那时，科学家会发明一种纳米技术来解决心脏衰竭问题。一个可能的场面是，可以对几百万纳米机器人进行编程，令其行使心脏功能，给全身的红细胞供氧，并移除、去除二氧化碳和其他废料。这些软体机器人甚至可以进行自动推进编程。也就是说，它们可以实现自我推动，穿过血流，完全终结对心脏的需要。这种特效疗法可能会把生命延长数年或数十年也未可知，但技术最终还是会遇到人类生命期限的最终限度。很可能会有这样一个时候出现：病人极度衰老，身患其他毁灭性的疾病。这时，纳米机器人虽然能使他们活下去，但他们却活得非常痛苦。解决这类问题的科学家们就会有能力关掉这些纳米机器人，但到了这时，我们又会发现自己要面临是否“关掉”软体机器人的道德困惑。

但是，让我们考虑一下，我们今天还活着的人很可能面临的可能性吧。这么假定还是相当理智的，即许多人最后总会植入某种装置，为他们执行某种非常重要的身体功能。无论这种装置是人工器官、多种心脏辅助器之一，还是神经移植，当我们习惯了这些装置，它们就会为我们创造出一种“新常态”，而我们的身份感也可能扩大，把我们的装置也囊括进来。这种新常态对许多人来说，将意味着他们的生活没有植入体的帮助，就不可能长久。我们才刚刚开始习惯这样一种想法，即当病人脑死亡时，可以把外部的生命支持机关掉，把内部“身体部分”关掉，感觉像杀人，而要求把植入装置关掉，似乎更像自杀。正当我们忙着拥抱人工植入体的生命给予和生命延长效益时，我们却给我们（以及我们的亲人）造成了今后要做决定会感到非常困难的局面。

近年来，已在努力解决关机问题并努力为面对不治之症病人提出要求的那些医生，确立了一些指导原则。美国心脏协会、美国心脏病学院和心律学会，曾于 2008 年发布了《心律异常装置疗法大纲》。

理查德·泽尔纳（Richard Zellner）领导的团队曾为撰文而研究了这个大纲，该文于2009年在《循环：心律失常和电生理学》杂志上发表。他们注意到，尽管撤销生命维持性治疗“有违”医生训练和价值观，但该大纲却清楚地说明，把垂死病人的起搏器或ICD关闭，“不应视为医生协助自杀或安乐死”。大纲强调了病人自主原则，这是现代医疗伦理中的一个核心概念。这个原则主张，医生应该首先尊重病人的意愿，如果病人根据道德理由拒绝这么做，他们必须把病人转介给另一个可以这么做的医生。几位作者还引证了医生兼方济会教士丹尼尔·P. 萨尔马西的文字，因为他写了一篇很有影响的文章：《在你体内、体外：生物技术、本体论和伦理学》。

萨尔马西的论点是，构成“替换”疗法（如取代病人原生心脏功能的生物心脏移植）的医疗技术和“替代性”疗法（如并不能治疗所患疾病，而只是在启动之后，能够强加某种人工功能的心脏起搏器）之间，有着清晰的伦理界限。萨尔马西很清楚地把人工移植物确定为替代性疗法，从伦理角度讲，只要病人提出要求，就可以关掉。他并不像医生和病人那样，很清楚地把该技术存在于体内（如植入式装置）还是体外（如洗肾机）区别开来。对萨尔马西来说，替代性疗法都是人工干预方式，是不可能治愈所患疾病的。与临终病人中断人工生命支持疗法有关的规定，其实都是一样的，无论该疗法是人工呼吸器还是植入式电子装置。他指出，当临终病人要求中断生命支持，或当病人的痛苦超出了技术的效益，这两种情况下是否应该中断生命支持，已经是很确定的了。问题是，在现实世界里，无论医生还是病人，都不大可能读过萨尔马西的文章，也不大可能领会他描述的那种含义。他承认，就像以上戈尔德斯坦因等人所论证的那样：“根据伦理学的逻辑似乎等量齐观的问题，却在心理层面上仍让病人和医生感到不一样。”

尽管萨尔马西的观点很有道理，但他把能够在某些情况下，按照伦理标准关掉的人工植入物和要干扰就会不符合伦理标准的生物植入物之间，重要地区别开来。生物植入物不是人工技术，而电子植入物却是人工技术，对这一点，并非人人都很清楚。而他对为什么老人或永久残疾者虽未处于“积极”的垂死状态，却因只想死而后已而要求关掉植入物这种问题，也未加以处理。而现在，也只不过才过了几年，医疗技术就已经准备模糊萨尔马西的有机（无机）界限了。

为了进一步向生物—人工界限挑战，科学家们正在研究工程器官，因其能把人工部件与人体生物细胞整合。这一点，我将在下面一章讨论。正在设计的植入式装置，将会更容易与身体整合，也更难归类为有机或无机。除此之外，并非人人在心理上都持有生物伦理学家对植入式装置所持的那种冷静的观点。人们对无论自己还是他人的身体，都怀有很深的感情，他们害怕死亡，有时感情冲动，无法决定是否关闭失去生活能力的亲人的生命维持系统。如果要“放弃”一位奄奄一息的病人，承认“失败”的话，即使受过高等教育的医生，感情也会变得复杂起来。根深蒂固的心理和文化现象，要想和当今科学发展的速度匹配而发生变化，那是不太可能的。

总有一天，这个时候会不可避免地到来。这时，我们要死了，我们的植入物很可能使我们的逝去变得复杂化。在可见的未来，何时关掉植入物的决定也不大可能变得更为容易。即使在今天，医生也觉得很难预料，一个病重的人还残留着多少生命。而如果我们不与之开始一场关于关机的谈话——那这样的谈话就永远也不可能发生。但是，更大的那场谈话——那场关于如何理解我们“自己”既有生物性又有人工性的谈话，只是刚刚开始。

第三章

战胜肾病、肺病、肝病的比赛

光看弗兰克·鲍尔斯的外表，难以猜出他与慢性肾病进行过怎样的斗争。弗兰克看上去很年轻，但已60岁了，有3个已成年的孩子。他需要每周三次、每次三个半小时，接通一个洗肾器。他的自然肾功能已降至5%，如果没有洗肾器，他就会死，因为他的肾脏再也无法从他的血液中把积累的毒素过滤掉。弗兰克患的是终末期慢性肾脏病，又称ESRD。作为一个非裔美国人，他患ESRD的可能性是普通人的三倍。而他的家庭中，肾脏病已经摧残了兄弟姐妹中的两个和一个表亲。他很担忧他的3个孩子和12个孙子、孙女，为了他们，他参加了一项关于遗传学和肾病的全球性研究。

弗兰克一向都坚持过一种健康而积极的生活。即使如此，48岁时，他的肾脏就已经开始衰竭。虽然没有痛感，但他感到头晕目眩、迷失方向、无精打采。于是，他的医生便给他做了肾脏检查。他的尿检中发现了蛋白质，这明确无误地表明，他的肾脏在衰竭。即使经过三次活体组织切片，以及一次次的检查，他的医生也始终没有查明原因是什么。他们开的处方是特别的食谱、增加饮水量，并以类固醇药物泼尼松进行治疗。这些措施管用了几年，但到 1996 年，他的肾功能终于崩溃了。他的医生开处方建议他洗肾，于是，弗兰克上了肾脏移植等待名单。

他为了等一个新肾，一等就是 37 个月。在这 37 个月中，他的健康状况惊人地变差。他几乎完全停止了排尿，结果开始有大量尿液储存。他的医生向他保证，一旦有了新肾，他就会焕然一新。但首先，他们得尽量找到基因上能够搭配的新肾——每年都有成千上万的人在等待这样的新肾中死去。幸运的是，他找到了一个很适合的肾脏。于是，弗兰克进行了移植手术。

弗兰克还在手术中，新肾就开始发挥作用了。当外科医生把最后一根血管接在肾脏上时，他立刻开始排尿了。他醒来时第一句话便是："我感到年轻了 20 岁。那时候，我能工作、度假，能远足、锻炼身体。这感觉简直就像奇迹。"接下来的 13 年中，弗兰克每天都能尝到甜头，但最终还是遇到了器官移植的限度问题。新肾失效，他再度陷入重病之中。

到了 2013 年 1 月，他的体液潴留达到极点，体重达到 456 磅[1]。据他形容，这种体验"非常难受"。肾脏无法排除的液体令他体重翻倍。住院后，医生说，他的病属于不治之症。家人都被召集到医院，准备跟他告别。尽管诊断结果很恐怖，但医生都不愿意放弃他，还是

[1] 456 磅约为 206.8 千克。

在他腹股沟插了导尿管，以便为他洗肾。令大家都吃惊的是，洗肾效果超过了预期。于是，他很快就排出了大量积液，身体恢复到正常体重 226 磅[1]，他大大地松了一口气。

自从那时开始，弗兰克每周都有三次要接通洗肾机。洗肾机把他的精力耗尽，每做一次之后，他回家后只能爬上床。有时日子不错，有时日子却很糟，这时的他已无精打采、体力不支。他也知道，他是靠借来的时间活着的。影响洗肾者的还有一个复杂的因素，现已成为一个重大的问题，就是医生不得不在洗肾病人的血液中移植一个“嫁接物”，以便让血液流过一根管子，经洗肾机过滤，移除毒素和积液，然后流回身体。弗兰克现已移植了多个“嫁接物”，每一个工作一段时间后就会堵塞或失效，原因是用作通道的血管已经崩溃。洗肾多年之后，医生告诉他已经没有可以用来工作的血管了。弗兰克非常清楚地知道，总有一天，他不会再有供插管用的血管了。

在 11 月寒冷的一天，我在弗兰克妻子装饰得很美、很舒适的联排别墅中跟他见面。那时，我忍不住想，像他这样明显充满生命力的人，却处于如此可怕的窘境，是多么不公平啊。很明显，他的孩子和孙子、孙女是他生命的焦点，而他却担忧他们每个人都有患上肾脏衰竭症的可能。我想问他接下来怎么办，但我犹豫不决。若再移植一个肾脏，他很可能再活十来年，但他会再考虑接受外科手术、抑制免疫系统，以及经历伴随而来的所有医疗管理的折磨吗?

[1] 226 磅约为 102.5 千克。

他承认："关于再做移植一事，我还没跟医生谈过。"除了 ESRD 之外，他现在还患有瘀血性心脏衰竭。不做手术，他可能活不下来。他还担忧，随着年龄的变大，免疫系统抑制不知会对他有何影响。他已经到了这样一个阶段，无论哪种选择，都有潜在风险，甚至都不能拥有一种可接受的生活质量。"那移植人工肾脏呢？"我问他，"假如你有途径，你愿意试一试吗？"他想了一分钟后说："可以呀，如果有这种选择的话，我愿意为了我的孩子和孙子，做一个试验用的天竺鼠。"

如上所述，非裔美国人相较于其他少数族群，患上终末期肾脏病要容易得多。尽管原因尚不太明确，但很明显的是，这个问题与基因和像糖尿病这样的主要风险因素有关。大多数转介做洗肾的病人，都患有多年的慢性肾脏病，他们的自然肾功能已下降到正常情况的 10%~15%。正如弗兰克的故事说明的那样，洗肾可延长生命，但非常耗时，副作用也很糟糕。而且，随着时间的推移，还有多个"嫁接物"的反复失灵和并发症的风险。除此之外，尽管洗肾能够为病人赢得一点儿时间，但所患的肾脏病会继续发展，而如果不移植器官，这个病终将是致命的。

即使移植了器官，移植器官也不可能维持病人的一生，这个事实鲜为人知。移植后的所有器官，不是最后受制于摧毁原器官的疾病，就是最终被身体排斥。免疫系统可以抑制一段时间，但它总会打赢这场针对基因匹配器官的战争。与此同时，美国由于人口老化，器官需求量迅速增长，我们现正处于器官奇缺的时期。

器官共享联合网络（UNOS）是配合卫生和公众服务部工作，操作器官劝募和移植的网络[1]。根据器官共享联合网络发布的消息，每年有成千上万的美国人在等待基因匹配器官时死去。移植等待单上目前尚有 12 万人。单上约有 9 万人在等待肾脏，而每年做的肾脏移植手术仅有 1.8 万个。问题是，选择捐献自己器官的人太少。为什么？问题是缺乏信息，以及一些常听说的流言，使人不愿捐献。

最常听到的一个流言是，如果急救室里的医生知道你是器官捐献者，他们就不会为了拯救你的生命而努力工作。据 UNOS 报道，这个看法完全与医疗专业人士的做法背道而驰。他们的当务之急就是治病救人，病人若死亡，无论实际情况如何，对医生和护士来说，都会被视为一种失败。而且，病人死亡时，医疗专业人士会经历很强烈的感情创伤，有时甚至还会背黑锅。除此之外，病人临终时，虽然有人愿意成为器官捐献者，但在美国很多州都无法完成这个过程——捐献者的近亲必须同意捐献，而如果他们怀疑亲人得不到所需要的救生护理，就可以很容易地取消这个选择方案。有个别关于医生对延长临终病人生命的态度的研究，结果表明医生事实上倾向于尽可能延长病人的生命，哪怕英雄般的举措与病人陈述的愿望相违背。至少在美国，最常见的场面是——医生把病人的生命延长到生命已无意义的地步。

人们不愿捐献器官，还有一些别的原因，比如他们有一些错误

[1] 器官劝募和移植网络，2016 年 3 月 2 日检索：https:// optn . transplant . hrsa . gov /。

的观念，认为他们信的教不允许这么做，或认为年龄太大做不了（年龄再大，器官捐献也没有限制）。甚至持有一种痛苦的看法，认为如果捐献了器官，就等于肢解了肉体，不再适合参加开棺式葬礼。实际上，通过手术割除器官后，对身体的样貌并无影响，并不会不适合参加开棺式葬礼。尽管如此，一想到身体的完整性被破坏就令亲人如此不安，即使他们知道虽然拒绝的理由没有逻辑，但他们还是不接受器官捐献。我在二十几岁时就得知，我的一个兄弟在驾驶执照换新时，就决定成为器官捐献者。我当时对这个做法感到极为震惊，以致流着泪乞求他改变这个决定。尽管我现在知道，器官捐献是什么样的救生过程，但我还是觉得自己成为器官捐献者，要比让我的亲人捐献容易一些。

根据世界卫生组织的消息，器官短缺是一个全球性问题，导致产生了一个剥削化程度很高、兴旺发达的器官倒卖黑市。有此做法是因为经济发达国家（如美国）有需求，也因为发展中国家的穷人的处境令人绝望。2004 年，一个主要的器官走私链被侦破，他们从贫穷的南美国家的活体捐献者那儿买来肾脏，然后卖给以色列、美国和欧洲国家的受众。这个黑帮组织原发地为以色列，该国是器官捐献率最低的国家之一，因为当地犹太教禁止捐献器官。

器官贩卖生意极为有利可图。据《纽约时报》2004 年一篇文章报道，巴西的活摘肾脏捐献者可赚取 6000 ~ 10,000 美元，这在每月最低工资仅为 80 美元的国家，简直就是发了一笔大财。这个过程相当复杂，首先要招募捐献者，然后让这些人飞到南非，活摘器官，再送返本国。与此同时，贩卖者对每一个肾脏的收费可高达 15 万美元。尽管在美国购买器官为非法行为，但根本不可能阻止患者按贩卖者要求的价格购买，因为他们都是奄奄一息、坐以待毙之人。他们飞到南非，接受新器官，经过一段时间观察之后，再回到美国。最近，南非已取代土耳其，成为手术过程的首选国，尽管进行器官贸易从严格上来说是非法的。但显而易见的是，要想进行这类手术，许多医院、外科医生和其他医务人员都会对此采取视而不见的态度。

即使有更多的人愿意捐献自己的器官，器官移植的实践也会有其限度：因为基因匹配问题，以及身体最终对移植器官的排斥，都非常具有挑战性。正如弗兰克的病例所显示的那样，所有的移植，最终都会被因其造成的疾病迎头赶上，或是遭到身体排斥而失效。这对那些年轻时就接受器官移植者来说，问题特别大。这些人一生需要进行多次移植，由于上述的种种限制，这样的前景是不可能保证的。即使情况最佳，有人自愿捐献，依然会有伦理问题存在，必须在捐献器官之前加以解决。

哪怕已经查明了临终捐献者的情况，医疗团队依然会面临种种困惑，比如如何选择管理肝素。这是一种抗凝剂，能防止血管中的血液板结，但它却可能加速流血的病人死亡。在临终病人或脑死亡病人的身上保持器官方面还有一个进展，即引入了器官获取体外间隔支持（EISOR）。就是斯蒂西 · 苏曼迪格进行人工心脏移植后，对所使用的 ECMO 机的暂时使用。EISOR 使用 ECMO 机，清除来自身体的血液并对血液充氧，然后再返还给身体，灌注并保存各器官，最后再加以切除。需要这么做的理由是，一旦捐献者停止呼吸，血液不再循环，器官就会很快受到损坏。就算不会破坏获得可移植器官的机会，也会降低这个机会。使用 EISOR 时，必须采取措施，防止已经停跳心脏的重新激活。心脏会因血液流动而再度跳动，但病人不会呼吸。这可能让悲恸欲绝的亲人产生希望，误以为该人可能会复生，哪怕脑死亡已经发生，而当 EISOR 一中断，血液循环就会立刻停止。身体显得粉红，摸起来有温暖之感，这时容许移除亲人器官，是件很难的事，其难度是绝对不能低估的。捐献者的家人常常会感到，他们是在“杀害”捐献者，即使经过多次检查，早已确认了脑死亡。虽然脑死亡就是死亡，但不是人人都理解这一点，也不是人人在情感上愿意接受这一点。而对血液循环进行人工维持，是绝对不可能逆转这个事实的。

除了上述那些与所有器官捐献个案有关的问题之外，就连医嘱洗肾本身，也有必须解决的伦理问题。2002 年，艾利·弗里德曼为《美国人工体内器官协会杂志》撰文时，开列了一张清单，列举了医生是否对病人进行洗肾或置于等待移植单上时，必须提出的问题：对预后无效的病人进行洗肾，有无这个必要？年龄过大，是否可以从洗肾治疗中排除出去？接受者的年龄在分摊器官的轻重缓急方面，是不是一个考虑因素？是否应该进行将孩子的肾脏移植到父母身上的手术？服用海洛因或可卡因是否能成为充分的理由，不为其提供洗肾治疗？向医院支付了保险费的富人，是否应该优先享受捐献的肾脏？肾脏是否应该市场化，意思就是说，富人可从穷人那儿买肾？虐待行为、毁灭行为，以及不遵守规定的行为，是否足以构成不给予洗肾治疗的理由？

采取永久性器官，就能解决其中一些问题，而全世界的科学家现在都在研究完全自成一体（不为插管或插线而切开伤口）的人工器官，以对应身体的各个器官。正如斯苔西的故事所阐明的那样，总有一天，将会有某种永久性可植入的器官，来治疗一系列的致命疾病，而我们离这一天已经不远了。这个现象的效应可能意味着，这些器官（或装置）接受者的生命可能会急剧延长，而自然器官捐献的难度也会急剧减小。人工器官不会受上述一些问题的阻挠，但一旦涉及生物伦理学家所称的分配式公正问题时，就又提出了新问题。由于自然器官稀缺，这肯定会引起一个问题，即要决定谁能接受自然器官。但无论研制还是分配都极其昂贵的人工器官，可能只能提供给生活在富国，买了医疗保险或有能力马上支付的那些人，这样就等于冷落了穷人和中产阶级。

人工器官很快就会被设计出来，它与自然器官相比，更耐用，也更强大有力，从而不仅可能具有疗效，而且具有增强力。例如，生物伦理学家中，基因增强目前被广泛地认为不可接受，但当基因增强装置可以开始供货，为矫正某种疾病或残疾而服务，以及人工移植物可以超越矫正，有能力增强人类属性时，这样一种思维方式还可能存在吗？我们应该考虑这一点，即我们每年都进行大量的医疗手术，这些手术毫无医疗效益，仅仅只是通过整形外科的形式，使容貌更美而已。整形外科最开始研发时，目的是作为对因事故和疾病而毁容的一种矫正方式，但现在，数百万的人都用它来作为整容方式。同样，原来研发专治瞌睡症的药物，现在则被武装力量用来提高军队警觉状态，加强注意力。这样预测也许是合理的，即目前处于研发之中，用来治疗一系列疾病和残疾的技术，可能将来会被用来改善“正常”的功能。

即使上述伦理问题得到了满意的解答，对病人实行了洗肾治疗，但洗肾治疗依然不是完美无缺的技术。洗肾的病人中，只有大约33%的人能存活五年，而移植的病人中，80%也仅能存活五年。洗肾并不能代替自然肾脏的所有功能，如帮助调节血压，生产维生素和激素，降低血酸，重新吸取体内需要的液体。接受洗肾治疗的病人，如弗兰克，依然会体验到与血液积毒有关的病痛感，但只能每周三次进行缓解，而不是像正常肾脏那样，能够进行持续的过滤。

由于这些限制，现有几个研究团队正在研发能持续进行更多必要功能的人工肾脏。正在研发中的大多数人工肾脏都需要一个体外装置，戴在皮带上，但也有导管和导线，必须通过切口与病人的血管相接。这种做法可能导致潜在的致命感染和血管崩溃，令接受洗肾的病人不胜其烦。还有一个令人担忧的地方，是社会接受问题。根据斯苔西·苏曼迪格的故事讲述，我们还有很长的路要走。这样，人们在看到某个装有人工体外装置，进行某种生命维持功能操作的人并与之交流时，才有可能感到舒服。

加利福尼亚大学旧金山分校（UCSF）生物工程学家、生物学家、医生和其他研究者组成的一支跨学科团队，正在进行一些最令人兴奋的肾脏替换研究，项目名为“肾脏工程”。在生物工程学家苏沃·罗伊博士的领导下，该项目是一个几种尖端技术汇合的榜样。该团队研发的肾脏，把微机电科学（电机装置微型化）、纳米技术（利用微细分子打造的超强材料）和人类细胞技术结合起来。UCSF 的网站上，可以找到关于该技术的综述。它是这么说的：“需要硅纳米技术的进步，才能批量生产性能可靠、高孔隙、强有力和结构致密的薄膜。还需要分子涂料的改善，因其能把血液互通性和技术转换到涂料硅胶薄膜，而不会堵塞毛孔。细胞采源和储存问题也必须解决。所有这些技术现在都已到位。”目前，正在研发中的这个装置，是可植入的、独立式的，由病人自身的血压提供动力，不需要电池，也不需要外部插管，所提供的肾功能远远大于洗肾器。这个双部件装置尺寸约有一只咖啡杯大，它所含有的肾脏细胞源自病人免疫系统中的干细胞。它不像移植生物肾那样，不需要抑制免疫系统。人工肾脏已成功地在鼠、羊和猪身上进行了试验。据罗伊博士当时预估，人类临床试验将于 2017 年年中开始。

这个人工肾脏除了每时每刻提供与生物肾脏很相近的血液过滤减毒功能之外，据说比洗肾器要便宜得多。目前，每个病人洗肾，每年都要耗费联邦医疗保险（Medicare）8.5 万美元。对移植接受者的管理，每年要耗费联邦医疗保险大约 3 万美元，其中大部分钱都花在抗排斥药物上。预计人工肾脏在初次手术后，每年花费 2 万美元。随着技术的成熟，以及广泛运用，会进一步降低成本，也会领先于价格上的这种急剧下降。与此同时，技术的进一步优化，肯定会使设备的微型化。由于这种人工肾脏不用电池，病人就不需要反复不停地做手术来将其替换，而目前，心脏起搏器和其他植入式装置就必须这样。随着人工肾脏变得更小，最终可以直接置于皮下。这样，在装置的使用期限内，可以更换不同的部件，而无须做重大的手术。

人工肾脏中，两个主要部件是滤血器和细胞生物反应器。滤血器使用纳米技术涂层，其颗粒如此之细，血液中积累的糖分子和盐分子，以及其他毒素等，都能过滤掉。同时，还能防止血栓，并让重要的分子（如蛋白质）待在血液中。这个生物反应器中含有取自病人的真正的人类细胞，可以进一步处理过滤过的血液。这样，适量的糖和盐都能回到血液中，身体重新吸收水分，制造可由膀胱排掉的尿。到目前为止，这两个部件都已在动物身上进行过成功试验。该研究团队现正研究如何把这些部件综合成一个很小的装置，接在病人内部的血管上。尽管想知道每个部件移植到体内可持续多久还为时尚早，但这个装置的研发不是作为过桥移植，而是意在成为永远解决 ESRD 的手段。

首批人类临床试验，将把注意力集中放在装置的安全问题上。试验对象是已经上了移植等待清单，但如做手术仍可活下来的病人，他们既不是病情最重的病人，也不是在等待移植清单上等了很久的人。尽管这项技术很先进，但把它应用在工作上还不是最大的挑战——在这种情况下，“能否”获得足够的资助才是最大的挑战。假定项目能够吸引到需要的资助，据罗伊博士估计，临床试验 2020 年就可全部结束。这之后，装置就可投入市场，供公众使用了。尽管这个项目许诺给患有 ESRD 的病人一个救命的礼物，但它也提出了很多有意思的伦理问题，并超出了考虑的限度，因为它所考虑的内容，都是如何做出选择，才能按轻重缓急的次序安排病人接受生物肾脏。例如，装置中有人类细胞存在，与人类循环系统连接，从而也与人体自然过程整合（如血液组成和血压）。这是否意味着，该装置是“活”的？它有“人性”吗？进而言之，对该装置的控制，是交给接受者、医生，还是社会呢？不妨考虑一下，接受者是否有权把移植物关闭或移除，如果该行为会很快导致死亡的话。在移植人工肾脏的情况下，一个因患另一种疾病或有另一种病情，处于生命终结期、十分痛苦的人，可能宁可接受因肾脏衰竭造成的相对平静的死亡，也不要经受另一种病情的痛苦而死亡。那么，这个决定是否可以视为自杀？除此之外，如果关闭或移除装置，还有医护人员参与协助，那是否可以把该种行为定义为安乐死，甚至是谋杀？我们科学的状况又一次超过了当前的医疗伦理学、社会、法律和政治政策的界限。人工肾脏代表着首批冒险行为之一，进入鲜活的人体系统和纯粹技术系统之间模糊的界限之中。

到目前为止，“肾脏工程”的资助约有 700 万美元，其来源也出人意料——至少我知道后很吃惊，因为资助者不仅有国立卫生研究院（NIH）[1]，还有美国国家航空航天局（NASA）和国防部（DoD）。虽然还需要私人投资商提供更多资助，完成这个项目，但 NASA 和 DoD 的投资表明，现在研发的技术可能会广泛地应用于一些重大的创新项

[1]　国立卫生研究院：隶属于美国卫生及人类服务部，是美国联邦政府中首要的生物医学研究部门。

目，其中有很多都超出了医学范围。

“肾脏工程”并非第一个被认为是由几个组织共同投资，它们却同床异梦的重大工程。对综合技术影响问题做出的第一次严肃考察，就于2001年在美国发生。该项研究的资助者是国家科学基金会（NSF）、军方，以及商务部。这项研究和有关CTs的更大的争论，跨越了很多国家，其中包括美国、德国，以及欧盟的其他国家和亚洲一些国家。资助来源成分复杂，这表明CTs已具备影响生命各方面的潜力。2003年，由NSF和DoD资助发布了一份长达482页的报告，题为《综合技术，以改善人类操作情况：纳米技术、生物技术、信息技术和认知科学》（NBIC报告）。报告中，主编米哈伊·C.罗可和威廉·辛姆斯·贝恩布里吉写道：

> 在20年期限之外，或在高科技范围之外，综合技术在这样一些方面可能会有意义重大的影响，如工作效率、生命周期的人类身体和大脑、通信和教育、心理健康、航空学和空间航行、食品和耕作、可持续环境和智能环境、自我呈现和时装、文明转型。

这份报告反映出，许多个人和机构都做了很大的努力，以便协调广泛学科间专家的工作。这些学科中所含的不仅有科学家和医生，还有伦理学家、政治家和人文学科的重要思想家。这表明有一种认识，即物理科学和生物科学与人文学科之间的传统划分界限，在一个激进的技术转型世界里，已经难以为继，因为对在创新核心处保持人类尊严的需要，比任何时候都更急迫。科学家必须学会说伦理学家、宗教学家、哲学家、社会学家和政治家的语言。与此同时，这些组别的人也必须更熟悉 CTs 方面的突破。随着新的范式崭露头角，社会几乎每一个部门都需要发生重大的变化。

CTs 的存在将意味着，各专业都要史无前例地进行合作，其范围要比社会或教学机构一向支持过的还要广泛。在上述 NBIC 报告中，罗可和贝恩布里吉把他们的推荐方案提出：科学家和工程师等个个都必须学会相邻学科的技能，以便增强合作；在学术界，各机构必须“进行重大的课程和组织改革，重新进行结构科学和工程学的教研”；联邦政府必须把重点放在资助“综合技术，其焦点是增强人的工作效率，包括对 CTs 的社会和伦理方面的研究”；职业学会应该致力于“减少妨碍个人跨学科工作的障碍”，而新闻媒体则有责任“从新综合范式基础出发”，提供“关于科技的高质量报道”，以便公民都能理智地参与公共政策的形成。这种要求可能过高，但能带来前所未有的变化。这些新的协同效益会对全社会提出挑战，要求社会变得更聪明，容纳广泛的发散知识，并适应以前从未遇到过的激进变化。朝向 CTs 的迈进将终结主导一个多世纪极端专业化的教育和工作模式。

强大的新技术，如纳米技术和人工智能，一旦综合并加以使用，将意味着不仅会发生增量式的变化，而且会发生指数式的变化。也许最难的一个概念是 CTs 精髓中的一个概念，这在一篇名为《纳米技术聚焦》的文章中已清楚地阐明。该文作者陈述说：“过去是向大自然学习，模仿大自然制造工艺品，现在则越来越转变为在有生命体和无生命体之间搭建新的桥梁，或为设计的目的而修正自然过程和结构。这甚至延伸到从头开始、从技术上创造生物体的愿景。”

该文是这样解释的：“新的人脑与机器的交互，目的在于补偿感觉局限、提高运动能力的修复术，以及关于移植物能提高认知成就的愿景等，都属于 CTs 争论的核心话题，在人类增强的话题方面尤其如此。”我们不仅要对这些全新的生物——人工生命形式进行新的关注，我们也将接受这些生命形式。仍有一个亟待解决的问题是：随着我们把这些强大的创新越来越多地整合进来，我们是否有足够的远见和适应性，来妥善地管理我们的新生化机器人的性质，还是我们会对使用 CTs 的潜在灾难而感到吃惊？

科学家们说，在创生人工器官的过程中，科学问题和伦理问题虽然令人心悸，但真正的问题是如何获得必要的资金挹注，从而推动技术从实验室走向动物试验，然后走向人体试验。取得 FDA 批准的过程，在非常复杂的调控环境中，所花时间最多可达 10 年，而新技术需要有持续的资金才能跨越一个个障碍。由于人工器官正在研发的数家生技公司都受制于市场的起落，导致公司还没有获得 FDA 批准的所有要求，资金就可能已经用完了。

一个典型个案是人工肝脏的肝脏辅助系统（HepatAssist），对我们这些尚未深入生物技术宇宙的人来说，其错综复杂的历史令人糊涂而灰心。如果从头讲起的话，肝脏这个器官远比肾脏复杂，执行的功能也比肾脏多得多。它可稀释从肠道和身体其他部分吸收的有毒物质，并把它们合成为无害的分子，最后从身体中排除出去。肝脏还能发挥消化的关键作用，把食物转化成为蛋白质、碳水化合物，以及脂肪和胆固醇。我们知道，胆固醇太高是有害的，但它在制造重要的激素（如雌激素、睾酮和肾上腺激素）方面则必不可少。肝脏还有大量储积的糖，并在身体需要时，将其释放到血液之中，还能将食物转化成重要的混合物，用于创生凝血因子。

制造人工肝脏的技术难度极为巨大，但其中很多难题最近已经得到解决。洛杉矶西达—赛奈医疗中心前外科医生阿基里斯·迪米特里欧，曾在 21 世纪初期，领导了一支由研究人员和医生组成的团队，制造了一个名为 HepatAssist 的人工肝脏辅助系统。HepatAssist 就像人工肝脏，能把人工组件与活体细胞结合起来。所谓“活体细胞”，在这种情况下，就是猪肝细胞，即猪的肝脏细胞。制造这个装置时，是把它作为体外搭桥进行移植，或接通身患严重肝脏衰竭病人的肝脏痊愈辅助系统。该技术的一个功能是，把等离子体与血液中的红细胞分开。这样，等离子体就可在各组件中循环，通过猪肝细胞和其他部件进行过滤，然后回到血液中，但已经没有肝脏衰竭时积累的有毒物质了。这个装置利用纳米技术创造了一个过滤薄膜，其毛孔如此之细，以至于可以防止细胞碎片回到病人的血液中。

2004 年，迪米特里欧医生的团队发表了一项研究结果。其中涉及了很大一组患有肝衰竭的病人，他们都得到了人工肝脏的支持。研究者将他们与未得到支持者的结果进行了比较。研究者们表示要谨慎，许多专家也表示同意，即研究结果有些偏斜，因为研究涉及的有些病人曾接受过肝移植，但产生了移植排斥反应。据悉，任何治疗对这一组人都未起作用，但该研究仍表明，得到 HepatAssist 支持的病人，其幸存率大大高于他人，为 30 天。其后对研究进行分析的专家表示，假如没有包括曾拒绝移植的病人，病人存活率可能会明显提高，但这项研究强调，该技术只是许诺为移植做延长生命的搭桥工作。不过，有了 HepatAssist 后，在获取资助以便进一步研发该技术时，出现了错综复杂的种种困难。

研究结果发表前，曾研发了某些技术的一家公司（麻省列克星敦的塞斯生化医学公司）买下了 HepatAssist 的技术权。此前，塞斯生化医学公司在饲养细胞能安全用于该装置的无病毒猪方面，已经取得了突破。经 FDA 批准，可对患有急病的病人的 HepatAssist 进行进一步研究，但为了实际上获批用于医疗用途，塞斯生化医学公司还需要做额外的研究，排除那些已拒绝移植的病人，以便获得更准确的结果。研究者们已经知道，这个装置能帮助那些有病毒或药物诱发的肝损坏者，但要进行广泛试验，需要更多的病人，并建造多个研究中心，而这是一个非常昂贵的程序。

塞斯生化医学公司正申请许可权，以进行额外研究时，“9·11”事件动摇了金融市场，本来可以资助该研究的创业投资资金便干涸见底。塞斯生化医学公司把该项技术卖给了另一家生技公司，名叫阿尔比奥公司。阿尔比奥公司试图重振这项试验，但还是吸引不了资助，结果把技术权又卖给了另一家公司，即肝生命技术公司。到了这儿，这个故事便岌岌可危、濒于终结了。菲利普·罗森塔尔医生是原始研究的几个作者之一，他推测说，这家公司要么拿不到足够的钱，持续进行新的研究；要么已经决定，该装置无法盈利，只能放弃项目。罗森塔尔医生相信，自从研发了 HepatAssist，医学界的兴趣已经转移到看是否有可能使用人类干细胞在实验室生长特殊化的细胞，以取代病肝中受损的组织。

HepatAssist 似乎好景不长，而后面却更加命途多舛。肝生命技术公司获得 HepatAssist 技术后，把该装置重新命名，称为 HepaMate，并在 2009 年的一项声明中宣布，获得 HepaMate 技术时，已从 FDA 获批，可进行进一步的研究，并享有快速通道地位和临床试验一期、二期，及二期、三期的临床数据。据他们陈述，他们期望开始新的第三阶段的临床试验，但并没说何时开始。同一份文件针对的是潜在的投资商，已经说得非常清楚了，即 HepaMate 技术并未获利，也不能保证以后可以获利——用的都是官方程序化语言，为的是求得法律保护。他们还列举了一份冻结令清单，向凡是寻求把新技术从研究桌上带到病床边的生技公司都提出了挑战。

他们提出的许多挑战中，有一条说：“生物技术产业的特点，就是竞争激烈，产品研发和技术变化迅速。数家公司、研究机构和大学现正研发的技术和产品，可能都与我们以细胞为基础的人工肝脏相似，并（或）具有潜在的竞争性。”换言之，竞争者很可能研发更好的装置并先行进入市场，从而使 HepaMate 过时，而且不能保证该装置是否会在调控上获批。除此而外，公司为争取有才干的研究人员和其他人员的竞争也很激烈。这些人是否会被招聘并保留，也是不确定的。而这些只不过是产品研发方面的一些挑战，一旦准备进行产品的市场营销时，就会出现一整套新的问题。市场营销问题中，有是否需要确定品牌再认，发展分配网络和保险公司、保健专业人士和病人的关系，以及是否有能力提供折扣和优惠，以便使得产品具有竞争力，还有是否需要解决任何法律争端等。

肝生命技术公司的母公司，是一家名叫阿利夸生物医学（Alliqua Bio-medical）的公司。这家公司建立肝生命技术公司，是为了研发其肝疗法，并继续研究猪胚胎干细胞，而且已将其发展成肝细胞，可用于 HepaMate。2009 年 2 月，肝生命技术公司宣布它正计划所需的三期试验，其中不包括拒绝新肝的移植病人。2010 年 12 月，肝生命技术公司改名，成了阿利夸生物医学公司。现在尚不清楚三期试验计划进行得如何，但 2010 年 12 月，提供投资者信息的一家网站再次宣布说，肝生命技术公司（现在是阿利夸）仍在计划三期试验。接下来的一条新闻于 2013 年 2 月出现，这时，阿利夸宣布，它正“加强并重整”其执行团队。我给阿利夸打了几次电话，想找一个人，要他跟我讲讲 HepaMate 的现状，但该公司没人回我电话。看起来，我的调查进入了死胡同。这时，我试图联系迪米特里欧医生，亦即 2004 年那篇关键文章的主要作者，却发现他已于 2013 年去世了。我能找到的最近的信息是一条通知，发于 2014 年 11 月，上面说，该网站的域名，即 HepaLife.com，现在待售。

关于人工肝脏，有一件事是很清楚的：截至目前，它虽有许多拥有者，但没人具有足够的拉动力，能把这项技术带入市场，连接近市场都达不到。显而易见，要走完这艰难而曲折的旅途，要吸引并持续拥有大量的金钱，是十分困难的。这个装置如此重要，也如此能够提供效益，最后一定会导致永久性、植入式肝脏的产生，但它却又如此依赖于市场的沉浮，才能为那些生命处于悬置状态的人所用。一想到这一点，就让人感到寒心。但是，每当一项新技术在私企进行开发时，这种情况就会经常发生。

罗伯特·巴特勒医生是一个开路先锋，他接手了一个创生人工肺的项目，可为病人提供百分之百的吸氧需要。他是密歇根大学的教授兼外科医生，早于 1966 年就发明了 ECMO 机。这台 ECMO 机虽然是一个救生装置，但也有某些局限性。很具讽刺意味的是，它最多只能使用 8 ~ 10 周，因为它做的是心和肺的所有工作。一旦心脏和肺部脱机离线，便很快出现恶化，结果就会很危险地削弱二者的功能。最近，巴特勒与其他外科医生、生物医学工程师、肺部专家医生，以及一支团队一起，一直在研究 BioLung—— 一种人工肺，可由病人的自然心跳提供动力，在等待移植时依然可以走动。这种 BioLung 还可用来在不能进行移植的情况下，为呼吸烟气或其他某种挫伤而受损的肺部提供疗伤时间。

肺部与心脏一样重要，因为它对维持生命来说必不可少。它能够消除血液中的二氧化碳——那是新陈代谢的一个正常的副产品，同时代之以氧气，这是维持每个细胞、组织和器官的关键所在。哪怕短暂的缺氧，对身体尤其是对大脑都是具有毁灭性的。谢文·努兰德在其1993年的畅销书《死亡的脸》(*How We Die*) 中这样写道："无论是细胞死亡还是行星死亡，但若要为所有死亡的普遍因素命名，那肯定是缺氧无疑。"接着，他引用密尔顿·赫尔朗的话说，"死亡也许是因各种疾病和紊乱而造成的，但在每一种情况下，其病因都是身体的氧气循环出现了崩溃。"正常情况下，我们肺部的关键功能是我们不用考虑的，呼吸由自动的神经系统控制。该系统从脑干的专业化细胞那儿接受前进的命令。肺部与心脏协同合作，与氧气交换二氧化碳，保证氧气能进入身体的每一个细胞，支持新陈代谢的无数过程。这种气体交换过程持续发生，把缺氧的血液从心脏移动着穿过肺部，在那儿吸氧后再回到心脏，然后再在全身循环。

肺部若生疾病，导致残疾和死亡，一般都会造成肺部繁密气道尺寸、形状和弹性的失去。这包括癌症、慢性阻塞性肺病（COPD）和胞性纤维症。目前，可植入肺供不应求，而每年有20多万美国人死于肺病，其中有5万人在移植等待单上等待，但还没有等到基因匹配的肺出来就死了。

2001年，巴特勒医生和基斯·库克医生构制了第一版的BioLung。这是一项重大推进，因为它不需要其他电源，只需要病人心跳即可。这就能让心脏保持活跃、健康的状态，同时也无须定期更换电池。目前的模型正在医疗装置公司密歇根病危护理咨询公司（MC3）研发，它全部由轻量聚合物构成，自成一体（意思是说，血液永远不离开身体），而且只有一个苏打水罐那么大。已在动物身上进行了广泛试验，现正等待 FDA 批准，即可在人体上进行试验了。

BioLung 植入病人的胸腔后，心脏便通过一个植入式导尿管把血泵入其中。血液通过一束空心塑料纤维过滤，其纳米尺寸的孔洞如此之小，只有气体分子能从中穿过。二氧化碳通过这些纤维与氧气交换。这个装置可以编程，把吸氧后的血液送回心脏。血液也可穿过肺部进行额外的过滤，然后泵入全身进行循环。

BioLung 与 ECMO 机相比，有好几个优点。它可为病人提供百分之百的氧气需要，无须切开伤口，也无须提供电源，可让病人摆脱受困于外部机器的窘境。除此之外，它不需要切除病人的双肺，因此，肺损坏严重者，只要能够治愈，肺部最终还是可以回归自然。尽管 BioLung 有着上述种种优点，其设计还是没有永久性，估计最多能管五年。

2013 年，在开始人体试验的前夜，我跟巴勒特医生谈过。当时，已在全世界的 100 名病人身上对一个外部可佩戴的版本进行过试验。据他预测，不出 10 年，就可能出现一种永久性的 BioLung，可解决植入式器官的奇缺问题。目前，这种 BioLung 并不是正在研发中的唯一的人工肺。随着纳米技术、生物医药工程和干细胞技术（探索生物肺生长的可能性）的快速推进，我们很快就可能会有一种永久性的、完全自成一体的人工肺，它的寿命可能超过任何其他生物植入体。虽然人工肺可能有某些风险（如凝血），但现在用的耐久聚合物却不会因疾病和衰老而受损。某种版本的人工肺可能像人工肾脏一样，可以把生物和人工部件整合起来。这样一来，总体健康状况良好，但患有肺病者的寿命，就可以增加几十年了。

BioLung 极为重要的一方面是，从伦理角度讲，在生命终结时，是不需要关机的。如果肺部由病人心脏提供动力，那心脏停止跳动，肺也会自然地停止执行功能。所有走向市场的人工肺并非都是如此，但这是生物医学工程师和其他研究人员在开始制造这些装置时需要通盘考虑的一类问题。人工肺如果为了停止对血液稳固供养而需要停机，那肯定是违反生命终结时的医疗伦理学的。

很有可能，人工器官会是首批开发、广为接受的技术之一，这是因为每个人的身体器官都有可能以不同的速度衰老或变坏，但这要取决于基因、环境和生活方式的选择。一个显而易见的例子是吸烟者，其肺部的衰败速度要比其他器官快得多，患有遗传肾病的病人也是如此。正如斯苔西·苏曼迪格的病例那样，当身体本来健康的人出现危险，又没有可资利用的生物器官移植时，人工器官就可能在危机情况下被接受。随着时间的推移，人工器官如果磨损或因超前的技术创新使之过时，这时就可以更换之。完全用人工材料制作器官还有一个优点，就是不会造成排斥的风险，而这种风险是所有生物器官移植中的一个特点。具有可行性的是，在不久的将来，衰老的个人可以积累几个人工器官、组织、关节和其他装置，因此可以容纳其生命需要依赖的多重人工部件。但让我们考虑一下，如果科学家没能征服衰老过程本身，这意味着什么呢？

虽然就身体各部分衰老的速度，各方说法都不一致，但衰老是一种全面的过程，影响到身体的里里外外。其起因是身体细胞，即生命基石本身的老化。我们的一生中，细胞都在分裂，每次分裂的结果，就是对原始细胞的复制。慢慢地，随着时间的推移，在复制DNA时，会产生小小的错误，我们不妨称DNA为能告诉细胞该怎么做的一种软件。错误一旦被复制，就能发生更多的错误，其效应会在一生的过程中积累起来，让我们的细胞变得不那么有效、再生过程减缓、经常患病。尽管我们可以随着各部件的衰老和死亡而加以更换，但衰老过程会影响身体的所有细胞。只要这个过程还继续，人们就会在考虑人工器官时，面临艰难的选择。例如，一个非常虚弱的患病老人，生命质量早已受到严重破坏，那是否应该在他的身上移植一颗崭新的心脏？如果该人已患老年性痴呆症，或者某种科学尚不能治疗的另一种形式的痴呆症怎么办？延续这样的生命体真的是一种富于同情心的决定吗？

弗朗西斯·福山在《我们的后人类未来》一书中，对通过人工手段延续生命的种种方面，提出了一种暗淡的愿景。他写道：

> 唯一的问题是，人类的衰老问题。有很多微妙和不那么微妙的方面，是生技产业尚不太清楚如何解决的：人们随着年龄的增长，思想变得僵化起来，观念越来越不灵活；无论怎样努力，也没法互相产生性的吸引力，而且还继续渴望找到处于生育年龄的伴侣。最糟糕的是，他们偏要拒绝让道，既不肯给自己的孩子让道，也不肯给自己的孙子孙女、

重孙子孙女让道。

总的来说，虽然我们并不同意福山的这个愿景，但不能否认的是，使用人工器官延长生命，可能会需要进行社会和文化的调整。人的生命并不在真空中发生，而发生在资源有限世界的一个互相关联的社会中。我会在第七章中更详尽地讨论大大延长生命期限的问题，但毫无疑问的是，如果人能活到200岁、300岁，甚至更久，人类的生产就不可能按当前的速度继续下去。说得更准确一点就是，衰老过程需要阻止或彻底地降低，以便能够企望更长久的生命或使这样做变得有意义。

新生物医学技术的快速发展意味着，我们对生与死已经有了越来越强的控制。然而，人们是否欢迎这种控制或准备好如何对付之，却是一个难以解决的开放式问题。我们对人的生命看得很重，但如果心脏的继续跳动仅仅意味着延长痛苦，那重视生命还能延伸到延长生命的那一点上吗？这正是我们现在面临的问题，实际上，并无真正的社会或文化机制来引导那些为自己或为亲人而经历痛苦决策过程的人。在极度痛苦的情况下维持生命，也有种种优点，但学者们对此意见并不一致。不过，医生们却倾向于一边倒，都愿意不顾一切地维持生命，而这一点已经造成了生命终结时广泛而无必要的痛苦。大家好像穿过墓地要吹口哨一般，似乎都想避免谈论这个问题，以致无论医生还是病人或其家属，都不愿意承担决定是否死亡的深重责任。然而，这个不可规避的事实是，我们今天都还活着的许多人，总要决定我们死亡的方式。允许不进行英雄式（和无效）干预而终结生命的一个重大障碍，是已经过时的法律制度。这种制度常常把富于同情的行为定为犯法，因为该行为允许人死，尽管如果进行干预，也许会令不可避免的事暂缓发生，而且其代价是要忍受巨大的痛苦。

作为一个热爱动物的人，我经常会对我们对宠物生命结束时表现的不同态度感到吃惊。让一个痛苦的动物“睡着”正确与否，实际上没有任何人对此表示质疑，但对忍受痛苦者停止毫无意义的治疗，我们却会坚决反对。我们对痛苦的态度事实上具有深度的模棱两可性。人类的全部历史，都可看作是减轻人类痛苦的一种巨大努力。无论是建立更好的保健体系，能享受更多的食物和舒适条件，还是降低因生命的种种沉浮而造成的伤害。然而，文学、哲学和神学都充满了关于从人类受苦受难中所提取意义的叙述。当代的许多生物伦理学家，特别是生物保守主义者都力主，即使忍受着巨大的痛苦，人类的生命还是有意义的，因此还是能够从中得到好处的。

有些人可能辩解说，人们之所以常常从痛苦中寻找（或制造）意义，是因为那只是我们没有选择的世界的一个现象。不可否认的是，自古以来，苦难深重一直都是生命持久的一方面。战争、疾病、丧亲、自然灾害等不一而足，从一开始就纠缠着人类，而且还会继续如此。但同样不可抵赖的是，尽管人类经历了无数挫折，其走向依然是要消除让生命变得“丑陋、野蛮、短促”的普遍原因。科学的崛起，以及文化的演进，已在快速创生出一个比任何时候都有更大改善的世界。

并不是所有人都把医疗技术和其他技术的大幅度进步看作是良性的，有些人尤其反对，因为他们认为苦难是一个关键因素—— 一种能净化一切的火焰。谁若想在道德和精神上成熟，就得从中穿过，最后成为完整的人。福山在书中写道：

> 人们对技术所表现出的最深切的恐惧，完全不是功利主义的，而是这样一种恐惧，即生物技术最终会以某种方式让我们失去人性。也就是说，失去某种最基本的素质，这种素质一直是我们是谁、去向何方的那种感觉的基础，尽管在历史的进程中，人类的情境已经发生了很多明显的变化。更糟糕的是，我们在制造这种变化时，可能还没有意识到，我们已经失去了某种很有价值的东西，从而出现在人类历史和后人类历史之间那个鸿沟的另外一边，甚至都看不见已被破坏的分水岭，因为我们看不见事物的本质。

福山写上面一段话时，无论他考虑的是不是受苦受难的意义，他的历史人类观似乎必定包括了这样一个假定，即生命会经历深刻的苦难。然而，人类不断终结自身和他人苦难的斗争，因其显著的普遍性和坚定性，可以很容易地视为一种天生的特点。只要痛苦在人类生命中凸显而不去，许多思想家就会继续为其规定一个道德价值，并继续主张痛苦是人类智慧不可分割的一部分。而我们因目前易受大量疾病影响的观点所限，是很难客观地看待这个问题的。只有当我们从生命得到大大改善和延长的角度，站在另一种高度时，才可能更好地解决痛苦的问题。完全有可能的是，即使生命像前述那样大大地改善，可能还会有存在主义式的不确定性，给人们带来有名的塑造人格的痛苦体验[1]。

[1] 塑造人格体验（Character-building experience）：为了使人类能更好地适应不良情绪而经受的痛苦、可怕、尴尬的体验。

第四章

患糖尿病了？有 APP 可以提供治疗

米歇尔·克莱格成了首批尝试最前沿科技的新人工胰腺者之一，但这绝不是随便发生的事。她来自弗吉尼亚罗阿诺克，是很懂技术的网站内容经理，同时也是两个孩子的母亲。自6岁以来，她一直在对付Ⅰ型糖尿病，这是糖尿病里最凶的一种。作为一位热爱技术的人，她多年来一直在做“家庭作业”——寻找最新糖尿病创新疗法。我跟米歇尔谈话时，最令我惊奇的，是她那种积极的态度和充满智慧的执着：一定要找到各种可能的方式，更好地控制在她一生投下阴影的病情。

她还是个孩子时，父母就试图尽可能让她和妹妹过上正常的生活，因为她妹妹也在很小的时候就患有少年糖尿病。米歇尔只被允许摄取有限的食糖，她记得，那时市场上唯一无糖的软饮料是味道很差的“Tab”。Nutrasweet上市后，她欢天喜地，因为这个产品稍微扩展了糖尿病患者的饮品选择范围。等到她上初中后，她学会了通过刺破手指头，给自己注射胰岛素来控制自己的血糖量。她爱在田径场跑步，还跟所有“正常”的孩子去夏日野营。在她成人后，父母才告诉她，她还是孩子的时候，有些别的孩子的父母曾拒绝让她在家里过夜，因为他们担心她吃错了东西或出现医疗紧急情况时会出事。她的父母都有糖尿病家族病史，她父亲本人也患有该病，因此，他们都清楚地知道，他们的两个女儿要与什么做斗争。

米歇尔 20 岁时已结婚，但还没孩子。她领了一只胰岛素泵。这比注射要好，能更稳定地释放胰岛素。在使用胰岛素泵之前，她的血糖经常呈现拉锯状态，忽高忽低。有了胰岛素泵后，情况得到了改善，也使怀孕更安全了，后来生的两个孩子到目前为止也未患该病。在 1997 年，这是最佳的控制严重糖尿病的解决方案。不过，到了 2000 年，她就发现，已有数种人工胰腺正在研制中，可以迅速改善血糖的管理。她急切地跟踪着这一话题，学会在 ClinicalTrials.gov 这个政府网站上寻找人类临床试验的信息，因该网站列举了 NIH 资助所进行的所有试验。当弗吉尼亚大学（UVA）研发的人工胰腺就要进行试验时，她一跃而起，抓住了这个机会，申请成为受试者。该网站的联络人员，是 UVA 项目的一个协调员，米歇尔“恳求让她参与”。不久，她发现，她已被接受，由此感到兴奋不已。

这项试验的目的，是让病人在自己家里试验该技术的安全性和有效性。因此，她不得不跑好几趟夏律第镇，开车去要一个半小时，去拿装置、下载数据、接受训练，以及了解如何使用该技术，并与监督该项试验的医生讨论其他问题。对米歇尔来说，还需要经历这几个阶段。人工胰腺实际上总共有三个装置：一个是葡萄糖持续监测器（CGM），一个是胰岛素泵，一个是智能手机。2014 年 7 月，她安装了 CGM，这个小装置通过与她腹部相连的一根针管，与她的供血系统连接。正如装置名称所表示的那样，这个装置在整个试验期间，都对她的血糖水平进行持续的读数监测。大约两周半后，她的胰岛素泵升级，能使用蓝牙技术，进行无线数据传输。该装置通过蓝牙，可把葡萄糖水平的信息发往使用安卓应用的智能手机。上面还有一个特别安装的 APP，名叫糖尿病辅助器。她的工作就是把吃了什么、吃了多少等关键数据输入这个 APP 里。这个 APP 从 CGM 那儿收取了血中葡萄糖读数之后，便通过无线告知胰岛素泵，需要把多少胰岛素释放进她的血流中。

这个完整的配置米歇尔用了两周半。据她描述，这个体验“与只用胰岛素泵有天壤之别”。试验中，她说：“我只需要用一只手，就可以数出来，我的血糖量有多少次超过了正常范围。”她觉得“非常非常好”。而且，最好的是，她不需要再扎破手指头，也不需要给自己注射了。她觉得最难的是“不对任何读数做出反应，而让装置自己干自己的活”。多年来，她不得不总是查看自己的血糖，因此要放弃这种控制，也颇具挑战性，她有一种难以置信的如释重负之感。这个智能手机每天夜晚都得充电，就像其他手机一样。她也得每三天给胰岛素泵重新注满胰岛素。我问她是否对手机不工作，没有电源而感到焦虑时，她回答说：“一点儿也不。因为如果手机不工作，胰岛素泵（已与葡萄糖持续监测器连接）就会接管。”至于三个装置互相交流时是否太复杂，她说：“如果你能使用手机，那这个你也会做。”

我问她，她试验的这个技术是否有不良的一面。“我唯一的抱怨就是，不想用那么多的装置，”她说，“如果苹果手表这样的东西能够取代智能手机，那就太棒了。”她表示希望 FDA 或保险公司都不要在推广该技术的路上设置障碍。她意识到，也许人工胰腺最重要的作用就是，如果能够更好地控制葡萄糖水平，它就会大大地减少糖尿病带来的器官损坏、神经损坏和视觉损失等长期而严重的并发症。她说，这项技术将导致“更具创造性，也更幸福的人”的出现。如果她的未来会出现永久性人工胰腺，那她会很高兴地接受。

UVA 人工胰腺技术是一个完美无缺的例子，表明是怎样一种广泛的协作，在把这项技术介绍给我们的身体，其规模是史无前例的。这个项目所含的协作人员还有几家大学和研究机构的内分泌学家、计算机科学家和程序员、糖尿病科医生，以及工程师。

鲍里斯·科瓦切夫医生曾为该技术使用的某些算法做过设计，他走了一条非同寻常的路，成了 UVA 糖尿病技术中心的主任。他原籍保加利亚，在索非亚大学接受的训练基本上是数学、概率和统计学。他 1991 年到美国留学，很快就在 UVA 做博士后，研究糖尿病血糖控制问题。他父亲身患该病，因此，他有兴趣了解，如何使用数学模型来帮助那些身患 I 型糖尿病的人。他哪里知道，14 年后，他居然要跟一批专家合作，研发人工胰腺。

这么说来，人工胰腺跟数学有何关系呢？它在米歇尔试验的智能手机 APP 中，使用了特别设计的算法。科瓦切夫医生的技术享有

FDA 快速通道地位的待遇，这项技术还计划用于另外一组临床试验。因其能将病人从以前的一种人工胰腺版本中解放出来，因该版本需把他们通过无数限制行动的导线与笔记本电脑连接起来。笔记本电脑也采用特殊算法，但因过于笨重，要趁病人住院时进行试验，以便让医生和护士能定期检查他们的血糖水平，并给他们注射胰岛素。新的版本不仅能得益于更好的算法，而且也得益于电子微型化和无线技术。在创新方面不过几年，变化就如此之大！

我 2015 年 2 月跟科瓦切夫交谈时，他告诉我，UVA 的人工胰腺并不完美，但有可能与一连串创新相衔接，最终产生更好也更完善的模型。自然胰腺能做到的，目前这个版本并不是都能做到。血糖水平可能以闪电般的速度起起落落，而生物器官能够更快地校准血糖水平。装置了人工胰腺的病人，依然能体验到大起大落，结果不是产生损坏器官的高血糖，就是在血糖过低时，出现危险的低血糖发作现象。低血糖可能引起各种恐怖的效应，从头晕目眩到昏厥，甚至死亡。胰腺激素血糖素可提高血糖水平，而且还有其他版本的人工胰腺，正试图按需要使用胰岛素和胰高血糖素，以便尽可能使血糖保持稳定。按照这项技术目前的进展速度，可能只要几年，人工胰腺的操作性能就能接近自然器官的水平，成为科瓦切夫医生所称的“主流解决方案”，最终免去对生物移植体的需要。

科瓦切夫医生说，接下去的两三年中，UVA 的人工胰腺可能会进入市场。该项目从国家卫生研究院和青少年糖尿病研究基金会收到丰厚的资助。谈话结束时，我提到了 UCSF 的肾脏工程，这个项目是

如何把人工材料和部件与活肾脏细胞结合起来，以便使其更加接近生物肾，我问他类似的做法是否也可以在人工胰腺上试验。他简单地回答说可以，并说目前有几条研究专线在探讨人类细胞和动物细胞的用途。如果跟硬件联用，就可更好地控制血糖。尽管这在科学层面上来说，是一个很有前途的概念，但它会使结果产生的装置陷入与肾脏工程相同的窘境。目前不太清楚的是，活细胞从何而来——病人自己的干细胞，还是捐献者的细胞？如果细胞取自人体胚胎，就会引起争议。另外，如果细胞来自动物（有时会把猪用作植入式组织的原料），就可能会有免疫系统抑制问题和可能产生动物病毒问题。

到目前为止，我们考虑过人工心脏、肺部、肾脏、肝脏和胰腺。但研究正在快速推进，创生出更多的精密装置，以取代身体的几乎每一个器官，其中包括皮肤这样的器官，甚至人工视网膜这样的感光器官。这样假定也许是合理的，即在接下去的几十年中，仿生技术将实际上替代身体的所有器官。这样说也许会引起争议，但凡是技术能够取代的，技术也能加以改善和提高。我们不妨考虑一下，植入硬件，配合无线数据传输而带来的种种问题吧。

在不久的将来的某一节点，大多数人工器官都可通过无线传输，与医生和专家交流有关身体的重要数据。这些医生和专家再对该数据进行阐释，以便更好地管理疾病和病情。总的来说，这是具有高效益的一种技术。我自己碰巧也有一个这样的装置。几年前，我弄了一个胃起搏器，这是跟心脏起搏器类似的一种小型装置，移植后通过电子

导线连着我的胃部。我得了一种病，叫胃轻瘫。也就是说，胃部处于瘫痪状态，导致必要的收缩功能停止，不能消化食物，甚至也不能把流体输送到消化系统。这个病情导致了腹部疼痛和肿胀。最糟糕的是，它让人恶心得丧失一切能力。我拿到这个起搏器之前，恶心频繁发作，而且十分严重，以致我以为完全会因此而残疾。

幸亏我住在华盛顿哥伦比亚特区的市中心，有条件享受最先进的技术。我的胃肠病外科医生是乔治·华盛顿大学医院的弗雷德里克·布罗迪医生。布罗迪医生当时是美国能够在我这样的病人身上移植新装置的少数外科医生之一。我找到布罗迪医生时，此前一年就瘦了 45 磅。病到这种程度，我术后的痊愈过程似乎花了很长时间。术后安装了导管和移植起搏器，我以为再也爬不了自家那层楼梯了。不过，我的胃部慢慢开始对来自起搏器的电子信号产生了反应，尽管这花了几周时间。恶心的感觉逐渐退去，我很快又能吃固体食物了，体力和精力开始重新流回到我的体内。我到这时才体会到，在移植起搏器之前，我的身体有多差。这个起搏器并没有完全治愈该病，也不会完全治愈该病，但它把 80% 的生命还给了我，我对此感激不尽。

现在，我每年只需要看布罗迪医生四次。去他那儿看病时，他会在我胃部放上一个无线感应器，可以读出有多少电流流往胃部，并把该信息传输到一个盒式的接收器中。他不仅能够检查来自起搏器的脉搏频率和强度，还能测定电池中还剩多少电量。如果我出现问题，他会利用无线来调整脉搏，一般来说都可使之更强或持续更久。电池耗

尽之后，就得更换整个起搏器——要动一个小手术，因为所有的导线都插好了。我的第一个起搏器持续了两年，然后就不得不更换之。第二个起搏器用起来比第一个好很多，完全裹在我的腹部皮肤下面。没有切口，所需的唯一维护，也只是每个季度去见一次布罗迪大夫这样知识渊博的外科医生而已。听起来好像很容易，但这个起搏器的确让我开了眼界，让我看到，身体是一种多么电化的现象——某种意义上来说，能与其他形式的技术整合，甚至能与之协调一致。身体似乎并不在乎这个技术是人工的还是生物的，只要能操作必要的功能就行。事实上，“硬件”的整合可以极大地增强身体“湿件”[1] 的操作性能。

我也不知道这个胃起搏器是否能够延长我的寿命（我估计可能会），但我知道，它已经帮助我摆脱了大量的痛苦和无力感。情况虽然如此，我还是感到一定程度的焦虑，不知道一旦我的消化系统不再对它起反应，会发生什么情况。正如布罗迪医生告诉我的那样，要想让这个装置工作，身体必须具备某种自然功能。倘若胃部失去所有的收缩能力，那起搏器就不会产生明显的作用。我试图不去构想这个景象，因为它毕竟从未发生。不过，作为仿生技术的体验者，我深深地意识到当我们越来越依赖医疗技术时，我们面临多么美好的希望和多么严重的危机。

本章涉及的所有装置都具备一种能力，就是无线计算技术。随着

[1] 湿件（wetware）：指软件、硬件以外的“件”，即人脑。

时间的推移，越来越多的人安装了越来越多的装置，终会产生一个问题，即谁“拥有”传输给医生和技术员的大量数据。我们拥有我们自己的数据，还是医生拥有它们？谁有权读取这些数据？今天操纵大多数数据的医院和大批综合性医疗企业可以吗？一旦我们残疾，就需要为我们做出医疗知情决定的家庭成员可以吗？决定是否向我们兜售保险的保险公司可以吗？考虑是否雇用我们的老板可以吗？可能收集并维护用以跟踪健康数据的数据库的政府和其他机构可以吗？我们的数据是否也会像直邮募捐单位或其他组织那样以群发邮件的方式被销售呢？简言之，这个数据的存在，是否会开启我们尚未考虑到的新的歧视形式和新的隐私入侵呢？

仿生装置和可穿戴式电脑——能够持续操作，读取人的心跳、血压等的衣服和装置——将营造出一个奇大无比的数据库，装满了有关我们的生物信息，这个数据要储存在何处呢？最令人关注的是，我们是否有法律能力和技术能力保护这些数据不受黑客攻击？（这些问题也与基因组序列被排序的那些人相关。）鉴于加密后的金融数据在过去几年中都遭受过黑客的攻击，我们可以断言，我们的健康信息也同样易受伤害。哪怕有全面的隐私立法，即使全面实行，是否能够完全保护电子隐私，也很值得怀疑。

考虑到医生、医院和几乎所有健康机构都快速走向电子健康记录（EHR），这个问题就变得更为紧迫了。打字记录正取代医生那种难以解读、很容易导致医疗错误——有时甚至产生致命后果的臭名昭著的潦草字迹。EHR 中可以含有你的病史、种痘史、现有病情、实验室和放射试验结果、你所服用的药物、家史、生命体征、医生笔记，以及你能想得出的几乎任何种类的健康信息。经过巩固后，你求医的任何医生，都可以检索你的全部健康史。这些记录还可更容易地与专家医生分享，这样，他们就不用看手记，便可处理病人护理的某些方面。而且，如果出现紧急情况，病人正坐救护车前往医院，医生也能把生命攸关的信息发往医院，哪怕病人失去知觉，无法交流也能为病人的抵达准备急救室人员。

若能把精确性、高效率和方便性等综合起来，且不说能够拯救生命，还可使 EHR 在最近的将来，成为医学界不可避免的现实。但我们又回到了最根本的那些问题：谁拥有 EHR？这些 EHR 能与谁分享？能买卖这些 EHR 吗？我们知道黑客可以进入它们，但目前设置了何种规章制度来保护我们健康信息的隐私和安全，不受那些虽然遵纪守法，但又想在法律上忽悠制度的实体呢？

到目前为止，EHR 简直就是根据《1996 年健康保险便利及问责法案》（HIPAA）中的《隐私条款》，按照其他任何医疗记录来进行管理的。根据《1996 年健康保险便利及问责法案》的要求，医生对你的 EHR 必须施行某些保护，如使用口令和识别码数字、数据加密，以及"审计跟踪"，因其可跟踪查询谁检索了你的记录、做了什么改动，以及何时做出的改动。然而，无论保健提供单位多么勤勉、多么恪守这些标准，聪明的黑客永远都能想法绕过去。《1996 年健康保险便利及问责法案》要求医院，如有违反安全规则，必须通知病人，但这对违反了规定之后的情况根本于事无补。可以断言，如果你有植入式医疗装置，把性命攸关的信息反馈给你的医生，这个信息就成为 EHR 的一部分，并受制于上述效益和风险。我们接下来看看美国军方在发展以 CTs 为基础的高级医疗疗法中所起的虽然重大，但几乎不为人知的催化剂作用。

第五章

美国军方开的头

尽管综合技术创生的装置在医疗领域很有效益，但这些强有力的综合创生物一旦用于战争，可能就会产生令人震撼的效果。如前所述，国防部和五角大楼现已投入几十亿美元，以研究各项技术。研究结果已经把我们带进了一个新的领域，而这个新领域几年前还像科幻小说里面描述的情景。

医学界使用的相同技术中，很多现在都被用来帮助研发战争武器，诞生出“超级士兵”。无人驾驶飞机、夜视镜和提高警觉的药物等都已投入使用，但在最近的未来，战争看起来会与当今的十分不同。士兵会强大到前所未有的程度，地面战斗将由机器人进行，战斗量要比以前多得多。人类士兵将越来越不直接参与战斗，遥控战将提到一个新的高度。今天，虽有无人驾驶飞机，但仍需人来确定打击目标，不过很快，战斗机器人就能做出这样的决定了。许多人发现，这种可能性令人毛骨悚然。我最近问一个朋友：“什么更可怕，人杀人，还是机器人杀人？”他毫不犹豫地说：“机器人杀人。机器人没有良心。”我反对说：“尽管如此，但就是有人喜欢杀人。众所周知，如果人类能够做得不为人所知，而且也不用跟他们的受害者面对面地对峙，他们是干得出很恐怖的事来的。另外，人没法跟机器讲道理，也不能诉诸它们的情感。它们只按编程来做，哪怕有‘学习能力’，能够结合新信息的机器，其行为范围也是有限的。”我总是忍不住要想，我和他的话都有道理，但一台机器若能杀人，那就是前所未有的特别恐怖的事了。

军方现在正深入研究的技术可以整合生物学、化学、物理、工程学、电子学和材料科学，创生出纳米技术产品，如用于人体和机器的极小感应器、几乎不吸热的超强防弹衣，以及不伤士兵但能毁灭生化媒介的颗粒。战争是一件恐怖的事，但是，从恐怖的战争中又产生了我们最普通的一些技术，在医药方面尤其如此，因战场的巨大压力而催生了一些重大的突破。

对于速度和活动式医疗单元的需要，在很大的程度上形成了我们所知的现代创伤医疗方法。治疗类选法的概念是军方研发的，目的在于当大批士兵在战斗结束流入治疗中心时，优先治疗受伤最重的士兵。成百万的人现在能够整容，都应该感谢军方，因为正是军方率先研发了无数整形手术，重构因受伤而毁容的士兵的脸部和身体。尽管盘尼西林在 1928 年就被发现，但它是到了第二次世界大战中才得到大规模生产，以治疗战场上受感染的伤员。冻结血液，以及为了限制细胞受损而慢速解冻的技术（俗称血库）是一项军事发明，也在第二次世界大战时大行其道。第一批伤口黏结材料是在越战期间研发并第一次使用的。除了这些突破外，全球卫星定位系统（GPS）、冻干易腐食品及药品、可编程序电脑以及微波炉等，都是军事技术转为民用的例证。

根据国家科学基金会 / 贸易部的报告《提高人类操作性能的综合技术》，美国军方现正使用综合技术研究最超前的医疗科学。虽然更好的盔甲能救人一命，但也导致许多活下来的士兵需要更多的义肢。因此，军方正研制一些更先进的修复学技术，其中包括加力膝盖和假脚踝，因其能产生更自然的步态。其他军事技术不是正在研发之中，就是已经投入使用了。例如，可带入战争区域、随时随地都可使用的便携式 X 光射线系统；用来对严重出血和体温低的士兵施行复苏术、已经被 FDA 批准的血液保暖器；能帮助士兵在任何地带迅速移动，同时携带更多、更重的设备和供应品，有马达驱动的外骨骼；能形成反馈环、让病人用人工肢体“感知”、配合自动感知器工作的义肢（组织中的特殊接收器，如肌肉、肌腱和关节）；为移植物提供超平滑的表面，降低金属对金属表面的摩擦、让装置持续更久的纳米结构涂层。还有一种可加速伤口愈合的新细胞发送系统，这种技术能从脂肪组织中提取干细胞，用作微小的细胞工厂生产大批新细胞，然后注射到伤口位置。现在正在探索把这些用作治愈软骨受损的一种方式——这对关节炎的治疗可能具有突破性的意义。这些技术，或那些已经成功的技术，要进入民用是没有问题的。事实上，全世界这方面已经有着很大的市场。

考虑到上述技术中的某几项技术，不难想象出医生用其为民众救生的景象。请想象一个很冷的冬夜，某位司机的车在冰上打滑，结果出了一场严重的交通事故。此人可能是一个糖尿病患者，因严重的低血糖发作而失去知觉——我们就叫她莎拉吧。莎拉从车子里甩了出去，撞到一棵树，摔到了雪地上，一条腿几乎断掉，身上几处受伤，伤口大量流血，很快就出现体温过低的现象。幸运的是，EMS（Emergency Medical Service，即“院前急救系统”）人员很快就来了，在 iPad 上查到了她的电子健康记录。一看她的 EHR 就知道，她是一个糖尿病患者，易低血糖发作。于是，他们查了她的血糖，并在要进行的静脉注射中添加了胰高血糖素。根据便携式 X 光机显示，此时急需为她的伤腿止血。他们很快就把她的腿用止血器包扎好了，然后把她抬上救护车，开始处理她体温过低的问题，并给她输温血。她脸上多处受伤，需要施行重建手术，但首要的事是为她止血，防止死亡。幸运的是，EMS 工作人员能通过电邮把莎拉的医疗情况和已经开始的治疗发送给医院。与此同时，救护车火速前行。几个月后，做了几次手术之后，莎拉已经能以假腿、假脚踝和假脚四处走动了。看着她沿着繁忙的街道走去，谁也不会知道，不过几个月前，她离死亡仅隔一根头发之遥。尽管这场车祸的一些后遗症会追随她的后半生，但她完全清楚她接受的治疗有多好，也清楚如果缺乏其中任何一种技术，都很可能意味着她的生命会就此结束。她并没有停下来细想，救她一命的大部分技术都是军方开发出来的。

国防部这样一个庞大的官僚机构，居然能演化出快速、创新的有效模式，这似乎与直觉很不相符，但远程医疗和高新技术研究中心（TATRC）在第二次世界大战之后的几十年中，就是这么做的。卡尔·弗里德尔博士，动物学家出身，生理学研究专家，也是美军退伍陆军上校。从2005年到2011年，他领导了位于马里兰州的TATRC总部。在这一时期，该中心开始了一系列令人眼花缭乱的研究项目。TATRC本是陆军医疗研究和材料司令部的一个办公室，其建立目的在于解决其他政府分部不能解决的紧急医疗问题。这个中心能把临床医师、生物学家、工程师、数学家和物理学家——平时这些从来都不会彼此切磋的人召集到一起，讨论世界上最创新的一些研究。

3月寒冷的一天，那种春天常见的风暴，又使华盛顿哥伦比亚特区的居民发出了疲倦至极、无可奈何的呻吟。我跟弗里德尔博士谈了一次。他跟我讲了几乎保留在他脑子里的全部内容，他谈到许多研究项目都是经他大笔一挥才得以出台的。他本人是一个广泛跨界的专家，在美国，他是少有的那些真正懂得组织的动态情况，能通过使用综合技术，快速产生激进的创新的人。我特别想知道的是，TATRC做了什么正确的事情，得以从如此庞大的组织那里获得了这样的成果。

弗里德尔博士告诉我，头等大事就是创造一个"参议院时刻"。这时，中心通过电话或开会方式把各专业"平时都不互相交谈"的成员召集来。他说，目的是让生物学家用工程师的方式思维，临床医生用物理学家的方式思维，数学模式制造者用生物学家的方式思维。"这就为他们打开了一个新世界，"他说，"起初，他们不想参加会议，因为这不过又多了一件事做。但第一次会议结束时，他们来找我，说：‘下次何时开会？’他们的眼界被打开了，看到了观察事物的不同方式。”TATRC 的投资组合经理不仅能够使人们对多角度解决问题的方式发生兴趣，而且这个组织的决策过程也尽可能保持流线型。相较而言，美国国立卫生研究院深陷程式的泥沼之中。据弗里德尔博士说，这种情况会以“成千上万种方式，扼杀一个好的想法”。

TATRC 的做法不是让各种想法穿过多层复审程序，像 NIH 所做的那样，而是只有两个层面。一是每周一次三小时的电话会议，由一组主题专家对提议进行评审，然后决定哪个想法更有前景。如有前景，项目就会到弗里德尔这里报批。没有必要再交代初始发现资料或卷帙浩繁的提议，因为这些东西早就由几个委员会审批过。如果研究项目获批，TATRC 就把需要的专家召集起来，提供一笔有时间限制、数额普通的资助金，一般在 5 万 ~ 30 万美元（按 NIH 的标准衡量，这算小的），然后采用弗里德尔所说的“活跃分子管理方式”，好使这个项目迅速开展起来。

弗里德尔在 TATRC 工作期间，碰到了各种各样发散式思维的想法。“我记得有一次，”他说，“有三个来自 UCLA 的人给我打电话，跟我说，他们有个 X 光的想法。如果他们亲自来我办公室，我可能会哈哈大笑着把他们送出我的办公室，因为我会觉得他们是在开玩笑。‘你们在逗我。’我跟他们说，但他们说不是，他们有证据表明这会起作用。结果发现，把透明胶带从上面拉掉时，就在那一瞬间显示了一连串电子，所产生的电流实际上能做 X 射线。我们给了他们启动资金。一年不到，他们就做出了两个能产生 X 射线的滚筒。他们弄了一家公司，生产这种东西，并需要更多的钱。到了这个阶段，我们能为他们做的，就是帮助他们寻找投资商。”

TATRC经常扮演的角色，就是充当天使投资人。一旦某项技术起作用了，研究者们就像丑小鸭离开鸭窝，开始进行运作。不计其数的创新项目都因得到TATRC的资助而首次启动，但陆军对研究的商业化不感兴趣。“国防部，”弗里德尔说，“不会把产品送往市场，它只管打仗。”2008年，《纽约时报》报道了UCLA物理学家创造的X光射线透明胶带，干巴巴地称之为“办公室供应物理学的杰作”。而不难看出，这种技术在医疗急救情况下很可能是必不可少的。

弗里德尔跟我谈到了另一个项目，该项目最开始时遭到极度的怀疑，听起来几乎就像H.G.威尔斯做的一个梦。弗里德尔还说，凡是听到这事的人都觉得这完全是疯了。“这个想法是在热气球，即软式小型飞艇一样的装置里放入通信工具，然后让气球飞到战场的士兵头顶上，”他解释说，“通信工具可以从战场上空收集关键情报，并和地面系统进行沟通。人人都说：‘你疯了——敌人会把它打下来的。’他们当然会把它打下来，但问题是，这些气球很便宜，而且很有效。把一个气球打下来，就很快再放一个上去。”弗里德尔称这是“偶发型创新”的一个例证，它由TATRC发动的一个小型研究项目创生。

虽然TATRC孵化了长长一串军民皆宜的创新项目，但是这个机构考虑是否支持研究时，并不会有意识地寻找其是否有军转民的潜能。据弗里德尔说，重点放在“需要迅速解决的地面军事问题上”。他在自己的文章中说，每一个好的想法都需要一个“狂热分子”支持——一个绝对为之入迷的人，这样才能起飞。这个人一般来说是研究者，他必须能承受多年的严厉批评，哪怕人人都不把他的想法当回事儿。

"'10'这个数字好像具有魔力。10年，在这10年中，人人都认为可以一枪把那个气球打下来，然后这个想法起飞了。紧接着，突然，人人都对此着了魔。如果没有一个狂热分子来度过所有批评的坏天气，那个想法就会被扼杀。"

弗里德尔还说，团队体量过大或过程过于冗杂会扼杀想法："有一个想法，就有许多死谷。进行多次评审，让许多人在那儿乱射一气，那肯定是致命的。"他多次目睹这种情况发生。往往是在某个时刻，炼金术的要素都齐全了，需要什么已经说得很清楚了，研究的设计也很成熟，团队不大，评审程序有限，资金也很合适，而且那个狂热分子也具有极端重要的固执精神。然而，人都一拥而上，或者过程无比复杂，就像NIH资助的基本研究那样，创新思想被扼杀了。

TATRC的确有一个优点，是其他大多数研究实验室能梦想，但做不到的，也就是它得到了国会的支持。国会的支持者们可以以专款专用的形式把资金导向某些项目——这个过程曾在目前的国会遭遇反对，导致TATRC裁员，从180人减至大约60人。这家组织如何采用不同的资金流重新焕发青春，继续保持其创新先锋的使命，目前来说已经有些不确定了。国会的支持变幻无常，颇受个人性格左右，常随政治风气而改变。国会专款专用的形式已于2010年财政年度结束，尽管许多项目至今仍以各种形式在继续。

尽管 TATRC 从不寻找具有军转民潜能的项目，但研发创新医疗、帮助全社会的这样一种能力，就是被弗里德尔称作“生物医学研究之美”的那种东西。他跟我描述的一项举措令人吃惊，显得非常突出，是在遭到 NIH 的拒绝后，才提交到了他的桌上。这是一个研究骨质疏松症的项目。常规的看法是，大多数年轻女兵在服役时，骨质疏松症是跟她们无关的，但弗里德尔知道，约有 25% 的女兵在接受基础训练时，会发生疼痛，而且令人失去能力的疲劳性骨折也可能会发生。他当时管理的 120 个项目中，有一个是研究疲劳性骨折的。这样一来，两个项目就一拍即合，在骨质疏松症项目和疲劳性骨折项目之间建立了一种新的对接。接着，弗里德尔就投入所有资源，为之撑腰。其结果是产生了关于骨质疏松症和骨矿物质含量的惊人的新数据，表明：（1）年轻妇女的确有骨头问题；（2）服用维生素 D 能把疲劳性骨折降低 30%；（3）骨密度与骨强度几乎没有任何关系。女人可能有很高的骨密度，但骨头却很脆。也许更为惊人的是研究出锻炼身体在打造骨组织过程中所发挥的作用。众所周知的是，经常锻炼身体的女性能有更强的骨骼，但研究者们得知的是，筋骨只是在锻炼身体的头 10 分钟能得到强健，之后身体就不再加强骨组织的密度了。该项研究的结论表明，女性想要骨骼更强，就需要每次锻炼身体的时间更短、锻炼的次数更频繁。

我想知道，这个信息何时能传达到治疗平民妇女的医生那里。弗里德尔悲叹道：“要让公众观察到这一点，不知要用多久。”他于 2005 年写了一篇相关论文，但我本人最近的经验表明，医生仍然坚持骨密度试验，将其作为骨质疏松症的石蕊试验。新生物医学信息是否能够得到广泛传播，这肯定是另一个话题，但当弗里德尔告诉我，要把军事医药转作民用其实没有任何机制时，我感到有些吃惊。这个过程缓慢且困难重重。

大多数军事医疗技术都会悄无声息地整合到民用医疗保健中，而不会引起任何争议。然而，不能理所当然地认为，凡是新而强大的技术都没有负面效果。军方目前也在探索可能在军民两方面都被滥用的技术。国防高等研究计划署（DARPA）正在研制一种新药，能让士兵保持清醒，最高可达168小时，而不会出现任何因缺睡而造成的无力症状。这可能成为战争中的一个关键优势，急剧地改变军方所称的“军事作业速度”，使作战时间更长，可以成日成夜地战斗。该项研究重点是查明身体里的“复位按钮”，这个按钮一般在晚上睡好觉后就能启动。这种药物可能会进入民用市场，以帮助缺睡的人不用睡觉而工作得更久。一旦这些药物上市，就肯定会被滥用。而长期使用的危害，现在也不为人知。要是大学生为了复习考试而广泛使用这种药物怎么办？要是工人为了取得竞争优势，超过同事而用这种药怎么办？用了这种药，很有可能会把生产力标准提高到人们无法拒绝的程度，哪怕充足的睡眠是健康所不可或缺的。其结果可能造成一种24小时不睡觉的文化，人们筋疲力尽到了不可理喻的地步，但却又意识不到，因为有药物在持续地刺激人体。

DARPA另一个活跃的研究区域，是人脑直接与机器的交互，以及仅凭脑力就能指挥的机器。这项技术需要计算机化的脑植入物，能查到神经元中的活动模式，把这些模式翻译成电脉冲，然后把瞬时的指令通过无线传输方式发给机器。（同样的技术现在在研发之中，以帮助断肢者和神经元疾病患者，如ALS控制人工肢体和能给以协助的机器。）

2014年，安东尼奥·雷加拉多在《麻省理工科技评论》中撰文，谈到了DARPA研发的控制情绪的脑植入物。这些植入物——都是微型电脑——能查出与某些情绪（如恐惧）相关的神经元活动，然后刺激脑区域，以便将该种情绪堵住。如果这项技术用得明智、符合伦理，就能推进对精神紊乱症的治疗，如抑郁症、上瘾，以及强迫症。这对那些症状无法通过常规药物和谈话疗法控制的人来说，也许是天赐之物，但这种技术也可能把对大脑的控制提到一个新的高度，思之而令人心悸。假如用这种植入物来阻挡士兵的恐惧感，到了把他们送到危险甚至可能让他们送死的地步怎么办？要是他们落入压迫人的政府之手，该政府命令他们让公民都接受政府的暴君做法怎么办？如果用在那些很容易从事非理性冒险活动的人身上，会产生何种影响？假如犯罪分子用这种植入物来麻痹自己对惩罚的恐惧，结果去犯以前都不敢想象的罪怎么办？假如这种植入物落入恐怖分子之手，使他们不仅招兵买马，而且制造比以前更多的自杀炸弹怎么办？

目前的社会没有充分的安全机制来控制这种强大的技术，因为这种技术以前并不存在。对思想的控制已经以不同的形式存在了几千年，但其存在形式是人们最终能够推翻的。对情绪进行生理性控制，这是史无前例的。在直接的大脑刺激下，我们应对的是一把双刃剑，既有显著的效益，也有恐怖的风险。身患帕金森氏综合征或抑郁症的成千上万的病人，现在都大大地受益于深部脑刺激——把电极放入大脑的某些部位，发出电信号刺激这些区域。对这些病人中的许多人来说，结果是明显的。因此，对于身患帕金森氏综合征的病人能够大大降低他们的震颤，而患有难治性抑郁症的人，也体验到了药物和疗法都不能给予他们的缓解。正是因为这些良性的用途，我们不应马上禁止脑刺激，但我们急需查明防止滥用的方式。

第六章中，我会更详细地讨论大脑的改变问题，在本章中，我想强调军方使用这些技术的种种危险。尽管我们要靠军队保证我们的安全，并深深地感激他们在战区为我们所做的服务，但我们不应忘记，战争是具有毁灭性的。战争的目的，是为了通过对士兵、供给、经济、基础设施、制度和政府施行的毁灭意志、压倒一切的打击，从而打败敌人。现代战争的一个可怕事实是，要面对恐怖主义碎片化的敌特，其结果是导致许多平民在过程中遇害并致残。美国军事创新的长期趋势，一直是创造更为集中的“外科手术式”打击，目标对象是战斗人员，而减少对平民的影响。然而，不可避免的是，几乎在任何军事行动中，都有许多平民遇害。我们不应对此抱有幻想，综合技术带来的极先进的技术如果在战争中使用，或者落入错误之人的手中，就可能潜在地带来连做梦都想不到的死亡和毁灭。

2005 年，德国物理学家和纳米技术研究员约根 · 阿尔特曼在德国马尔堡的科技和社会中的纳米技术大会上发言。阿尔特曼研究裁军已有 30 年，他呼吁在各国大搞军备竞赛、获得 CTs 和纳米技术之前，限制其在战争中的使用。他最关注的是一旦对武器发展监督不够，这些技术将不可避免地影响和平时期的社会，而且会使战争爆发的可能性更大。即使采取战时确立的常规交战规则，想取得战略优势的驱动力也常常导致各国不是暗地里就是公开地争相打破规则。

阿尔特曼指出，美国在军事研发方面花掉了占全世界投资三分之二的资金，而国家纳米技术举措的联邦资助中，约有四分之一的钱给了国防部。他在报告中说："大学、武装部队、国家武器实验室等，都在研究这类主题，如纳米碳管（极强、极薄的结构管，具有高级电子、光学和热能力，能用于极大范围的材料中）、磁纳米颗粒、显示用有机发光二极管、生物电算（把生物学与计算机技术综合）、生物分子驱动器（植入式电子装置，极小，可在分子级别工作）。更接近军事需要的，还有研究生化战剂或纳米结构爆炸物和装甲感应器的项目。"

阿尔特曼举例说，下列先进装置可以轻而易举地转为民用，而且具有巨大效益：功能惊人的小电脑可以整合进武器、制服、军事设备和车辆中；先进的导航系统可以含在更小的军需品中，以施行更精确的打击；车辆可以更轻、更灵活，而采用更多无人驾驶车辆和增强型通信工具可以拯救生命。不仅如此，纳米技术人体移植还能大大地提高士兵的安全性，可以用来监测生命体征，用于各种通信，增强眼睛、耳朵等感官的能力，以及释放药物——连那些跨越血脑界限的药物都能释放。然而，这种技术一旦投入使用，肯定会落入敌人和恐怖主义者之手，使之更难打败，还使得可能的滥用情况更加恶化。

除此之外，自动（无人驾驶）作战车辆和地面、海洋及空中系统，如经编程后能在高度活跃的战争情况下做出迅速反应，则可能会造成无控制的升级，扩大战事，超出人类决策者的初心。阿尔特曼还担心，强大的炸药可能会用纳米纤维合成体制造，而不掺杂任何金属合成物。这种炸药能逃过X射线和其他金属测量仪器的检测，使恐怖主义者或犯罪分子得以登机，然后搭乘其他形式的交通工具进入建筑物，造成比以前更大的破坏。

还有一个后患，即极小的感应器和军事间谍机器人一旦施于民用，就可能使隐私不复存在了。如上所述，这些技术的本质就是它们很新。这就意味着，且不提普通民众，就是军方当前也没有有效的措施能够防止这些技术的滥用。阿尔特曼呼吁，不仅要对这些技术进行国际性的监督，还要公众积极参加对话，并在军方和民营部门之间进行有控制的合作。

这些装置，如微型自动感应器，小得像昆虫一样，能直击民主价值观的核心，如隐私和言论自由。专制政府和侵犯性公司可能利用这些装置监测公民的一举一动。这项技术可能会造成公司的大规模滥用行为，采集并使用有关我们的详细信息，以便进行经济剥削。好战的政府能将所要控制的无数政治犯都监禁起来。而犯罪分子得手后，则能以我们目前无法想象的方式，跟踪、窥探、伤害我们。阿尔特曼在2005年的发言中，建议采取下列行动：

> 凡尺寸小于几厘米的小型自成一体的感应器，都应完

全禁止。

无金属炸药、武器和弹药，都应禁止。

凡是性质不完全是医疗用途的，对人体移植物和其他入侵性技术，应将开发期延期10年。

无人驾驶飞机和军事车辆及系统，都应禁止（这很明显没有被禁止，无人驾驶飞机现在比任何时候用得都多）。

对太空武器应该实施国际范围内更全面的禁止。

应要求更加严格地遵守管理化学和生物武器的规定，并加强它。

我认为，要国际上遵守这些提议，可能性是不存在的。就连阿尔特曼博士也意识到这是不可能的。技术能力的迅速推进、战争的压力、医学的需要，以及自由市场经济等，都使得这样的遏制不现实。虽然任务十分艰巨，但我们唯一的希望是，在我们现在生活的世界现实中，一个个地解决潜在的滥用问题。

目前提出这些发现的几代人，也许根本就不适合提出有关他们从未碰到问题的解决方案。可能需要发生一连串意义重大的灾难，人类才开始想象采取何种步骤，才能保证这些技术是福祉，而不是人类生存的祸害。正如阿尔伯特·爱因斯坦所言，问题已经产生，但要解决这样的问题，就不能用问题产生的那种水平的思维。技术可能在某些领域旗开得胜，比如医学，但在另一些领域又让人饱受痛苦，比如战争。这之后，我们才能控制住综合技术释放出来的力量。

反对使用综合技术来激进增强人类的人很多，包括左翼和右翼两个部分。反对人类增强的情绪本身就是一支力量。反对人类增强的人还不仅仅是法兰西斯·福山这样的保守分子——左翼还有很强大的反增强运动。詹姆斯·休斯在他2004年出版的那本发人深省的书（《生化人公民：为何民主社会必须对重新设计的未来人做出回应》）中，追溯了第二次世界大战的恐怖，特别是纳粹优生学和原子弹。随着这些技术恐怖地展开，自由主义者中支持科学启蒙的实证主义，便让位于休斯所形容的“关于去工业化社会主义的田园诗愿景、伪科学、唯心论，以及回到大地的社区主义（这些全都）联合起来，支持反对资本主义的激进分子”。激进新技术的推进，依然能令许多进步分子的大脑产生怀疑。他们把这与公司的消费主义和家长式管理、集权政府、环境毁灭、种族主义、性别歧视，以及所有这些现象造成的滥用情况联系起来。不过，这种不信任的态度的核心，是关于过去的一种浪漫化的观点，与科学、公司和政府的压迫力量形成对照。

具有讽刺意味的是，对过去过分理想的浪漫派的观点，与右翼卢德派发自肺腑的观点一致。处于意识形态两端的极端分子，都有一种倾向，就是都对过去抱有一种多愁善感化的情怀，同时又对当前的社会和经济机构持有深刻的怀疑。这一事实表明，人们的态度可能在界限清晰的左翼和右翼之间发生变化。尽管每个派别在人流和自由市场资本主义等问题上，立场都根深蒂固，但激进人类增强所提出的问题，对人类心理产生了新的压力，可能导致产生新的社会结盟和格局。休斯引用托德·吉特林形容新左派的心理的话说：那是“不相信未来……我们发现，我们自己无法系统地表述未来”。

此处的主要问题之一就是信任问题。几乎有一个无处不在的主题——不相信人类，这是生物保守主义者和新左派自由主义者思维的基础。双方都不信任人类能够做出关于未来的明智选择，双方都不相信对方有得体的道德底线和善意的意图。这就造成了一种很难逾越的僵局。

还有一个主题，是我一而再，再而三地提到的，是有关植入人体的技术装置。我们已经能够使用强有力的技术来增强我们的生活了，包括我们对周围世界的知识，其形式如计算机和智能手机等。把这些东西放在衣兜里，跟移植到我们体内，两者之间究竟有何根本区别呢？在我看来，这要取决于随着这些技术成为我们身体的一部分，我们在选择或谢绝选择它们时，能否以我们的意志力来否定它们。换言之，是我们控制它们，还是受它们控制？它们是否会以我们并不愿清醒地为我们自己做出选择的方式来改变我们呢？不过，我们还要意识到，自从第一个人用双脚站起来，人类增强就一直在进行，从发明石制工具、教育年幼者、采取包办婚姻和伴侣选择等形式，利用文身和美容化妆来进行选择性繁殖（基因工程），都无不如此。很难说这些做法对人类造成了很大损坏，而且事实上，这些做法中的大多数都为人类在生存竞争中赐予了极大的有利条件。

C.S. 路易斯关于基因工程如此断言道：一代人如若获得了权利，

自己觉得怎么合适就怎么改变其后裔，那么，接下去一代代人的生活就会失去权利，奴役般地服从其祖先的选择。自由意志主义科学作家罗纳尔德·贝利对这个断言做出了回应。贝利的回应是：“但是，过去几代人控制着未来几代人的基因命运，过去的情况未尝不是这样的呢？我们的祖先也是如此，通过其配偶和生育的选择，为我们决定了我们今天携带的基因组合。”基因选择中的随意性和偶然性，他认为是一种恋物癖，表示应该拒绝，然后接着说：“幸运的是，我们的后裔可以随意处置更加强大的技术，这得益于我们自己的经历，指导他们未来的生育和增强决定。他们绝对不是我们现在决定的囚徒……当然，有一种情况是，未来的几代人可能会成为我们现在决定的囚徒。也就是说，如果我们心怀恐惧而做出选择，有意不让他们享受生物技术和安全的基因工程的成效的话。”

在整个领域，有些生物伦理学家和社会批评家警告说，可能会出现一个反乌托邦的未来，把社会分裂成某种基因式的、技术化的种姓制度。富人会让他们自己和孩子享有每一种增强的可能，使他们自己更加健康、更加聪明、更加强壮、生活得更久，而穷人则憔悴不堪，陷入劣等的生物沼泽地中，造成两种截然不同的人类阶级。得到生物增强和技术增强者，将会把“自然人”视为野人，作为支持他们只适合做枯燥乏味的工作的证据，甚至会觉得这些人是用过就扔的消费品，而通过全面的种族大屠杀而剿灭之。反之亦然，因为这些“自然人”可能风闻即将到来的厄运而提前动手，也以种族大屠杀来对付那些被增强者。无论是哪种情况，估计都会产生世界性的灾难。但这种观点没有考虑到这样一个事实，即随着时间的推移，新技术开始是为富人服务的，但接着就渗透到不那么富有的人那儿。这个观点也没有考虑到民主推进的价值观，这个民主推进的过程是在寻求能够让人享受所有技术的一种机制。政府规划，如美国的联邦医疗保险和医疗补助计划，以及英国的公共医疗体系等，都能极大地增强医护治疗的平等分布，如老年性痴呆症患者或轻度认知紊乱患者的脑移植体等。不过，有一个重要的问题需要我们面对，早面对要比晚面对好，即政府和私人保健体系（包括私人保险公司）是否会为他们视为高科技“增强”的那种东西提供保险，却又不用于治疗所患“疾病”。

在美国，凡涉及提供了某种形式的物理增强或心理增强药物和手术时，我们就已经身处一个灰色地带了。起决定作用的因素似乎是，我们是否身患社会和医疗共识所接受的需要治疗的疾病。过度羞涩现象，现在被称为“社交焦虑紊乱症”，可用百可舒来治疗，以帮助患者更加外向，在社交场合更加放松。尽管有些人反对这种治疗，理由是羞涩是一种性格，而不是疾病，但上百万利用百可舒之类的药物来寻求从这种情形得到缓解的人都说，无论这种情形被称作什么，羞涩都是一种他们想要摆脱的痛苦。无论如何，政府和保险公司似乎都同意，社交焦虑症的确是一种紊乱症，因为他们为治疗该病的药物提供了保险。“伟哥”这样的药物也可归入同样的类别。从前，大家曾接受这样一个说法：许多男性衰老时，都会失去性交能力。但我们现在有了一种病情，叫作“勃起功能障碍”，可用药物治疗。与此同时，为交通事故整形外科手术提供保险的保险公司，是不为整容提供保险的。面部衰老不被视为一种需要治疗的疾病，但随着社会关于心理痛苦是否因某种病情而引起的标准发生变化，这个情况会永远如此吗？最近的历史表明，随着时间的推移，越来越多的病情已经悄悄地进入了“疾病”或“紊乱”的类别，从而导致它们需要治疗。现以“伟哥”为例，全部范围的衰老征象，包括引起社会和感情不适的衰老征象，难道不是需要治疗的吗？

我们最终是否接受与衰老直接相关的治疗，接受到何种程度，这一过程的很大部分都要取决于我们的社会态度。衰老是一种疾病吗？生物学和老年医学在这方面的认知，当然采取的是一种医学化的观点，而美国社会对青春的迷恋已经到了众所周知的程度，这在我们的流行文化中一目了然。第七章中，我会更详细地探讨这个细节，但在此处，我只用它来说明一个关键点。

要想视某事为疾病，那就必须与何谓“正常”的版本进行对比。当我们允许对羞涩和抑郁这种病情进行治疗，甚至加以推广，我们就等于是同意这样一个观点，即要想正常，人就必须比较有理智地外向、积极向上。至少，这似乎是我们的文化接受的东西，到了毋庸置疑的地步。在确定是否治疗这些疾病时，关键的问题是，对羞涩或抑郁病情的体验，是不是患者不需要的痛苦感。这是为美国精神病协会（APA）的《精神疾病诊断与统计手册》（DSM）所广泛接受的石蕊实验。这个指南为治疗树立了标准，其中包括保险覆盖被认为精神紊乱的种种病情。

该指南虽未对“正常”加以任何明确的定义，但它意识到，精神健康不是一个明确划分的现象，所处范围很广。在一端可认为是健康的，但在另一端则有着严重的病理学现象。这本书的最新版，即DSM-5，于2012年发布，它第一次承认精神紊乱严重性的许多不同层次。例如，在DSM-5中，并未把恋童癖本身算作一种疾病，但因被未成年者吸引而引起的不必要的不适感，则被归类为一种疾病，即“恋童癖紊乱症”。该书编辑的这个特别决定，后来遭到一些近乎歇斯底里的反对，直到APA明言，它毫不含糊地认为，按照恋童癖相关的感情而行动，是一种犯罪行为。精神病学领域的这类争论，完全没有结束，而且处处都有迹象表明，在可见的将来仍在继续。

虽然社会上的机构如APA，对哪些疾病是属于需要治疗的疾病有着强大的影响，但也不能低估市场在资本主义社会中的要求，因为这也会带来其自身的变化。美容手术就是一个强大的例证。2012年，美国人花费了110亿美元，做了1300万宗美容手术，如丰胸术、脂肪抽吸术、鼻整形术，以及注射肉毒杆菌和填充物。鉴于近年来整容手术的陡升，而这又是保险公司不保的，人们只能假定，如果更多的人能自掏腰包付费，将来还会有更多的手术进行。

现有巨大的社会压力，如病人的要求等，所以要给更多的疾病提供更多的治疗，但也有巨大的社会压力，反对任何形式的增强，特别是精神增强领域，无论是通过药物还是移植物增强，都不行。虽然以适度形式进行的美容增强被广泛接受，如染发和化妆品，但对这种增强，如果发展到整容和面部矫形，人们还是反应不一。特别是女人，要么漂亮到足以让社会接受，要么走得“太远”，做脂肪抽吸术、唇豁和整容手术，她得在两者之间寻找平衡才行。假如情况不是这样，那越来越多接受整容手术的男男女女就不会感到迫不得已地要将自己的手术保密了。我们生活在一个似乎游移不定，不知道什么更重要的社会：是削足适履地适应某种美学标准呢，还是“自然而然”更好？所谓“真实地道”的问题，我们老爱挂在嘴上，但实际上远远做不到。争论得最凶的，是关于要不要增强最重要的器官：大脑。没人不同意这一点，即大脑是我们身份所在地。对它进行任何干涉，都会产生潜在的危险，可能造成巨大的不平等。

德国保守哲学家布鲁诺·玛萨艾斯写道：“如果某人通过脑移植而获得了超强的人类记忆，被他超强的记忆震撼到，那就是很愚蠢的事了。”也许吧，但很难理解的是，使用植入式技术提高思维功能，获得额外的知识，在实际上跟通过记忆训练和教育来达到同样的目的有何不同？玛萨艾斯和其他跟他一样的人可能会辩解说，凭着天生的大脑，通过常规的教育方法，持续不断、专心致志地努力学习新生事物，这其中是有着某种价值的。我绝对明白他说的意思。斗争的体验产生的结果，经常是除我们具体努力之外，还获得其他效益：耐心、毅力，暂时得不到满足，但仍坚持下去，自我牺牲、真正地增强自尊、对成就的骄傲，以及自信等。但是不能否认，人类与更高层次能力竞争时可能还会得到之前的利益。技术增强中，没有什么能排除人类的斗争。它只不过提供了一种可能性，把那种斗争转到更高，也更有效率的层面了。

玛萨艾斯更进一步地担忧道，就连研究人类增强创新的科学家们也缺乏“对最基本过程的真正理解”。而且，没人“能够从外部细看生物技术增强，并评判其正确与否——此处无人主管”。这一点也许是对的，但同样的担忧也适用于第一次外科手术、第一次种痘、第一次空间之旅，以及第一次对新世界的探索，而且毫无疑问也的确运用在它们上了。没人真正地知道这些努力是如何进行的，直到信仰的起跳克服了对做出努力的恐惧。所有雄心勃勃的大型创新活动，按照创新的定义来说，都把我们带进了从未进入的地方。我们应该因为自己不愿冒此类风险而排除任何大胆的新事业吗？

玛萨艾斯报告了罗纳尔德·德沃金在《生命自主权》一书中的说法。他主张这样一种价值：“要求长时间劳动并做出巨大努力的过程或事业中的神性，那种投资是技术复制时代中不可能复制的。”任何人只要看一看，在计算器和电脑时代，人类生产力与之前数代相比，获得的急剧增长，就会看到，我们的生活并没有变得容易，也没有因此而不再奋斗。正相反，奋斗的内容已经发生改变，来到了一个新的高原。在这儿，在更少的时间里，可以做更多的工作，但伴随这项工作发展的是，在更短的时间内，要创造更多，所承受的压力就会更大。耕田种地的人更少了，但没人会认为，办公室的普通工作不必努力、没有压力。当然，如果能像雷·库兹维尔预言的那样，加速地进步下去，直到满足了世界上大部分物资需要，人们就不必为了生存或物资需要而那么努力地奋斗了。然而，还是有着长得不可想象的一个未来。在其中，人类不得不为社会、智力、文化、艺术和精神的目标而奋斗。

如果过去的经历能够作为指导，那么能力的每一次飞跃都会遇到新的挑战以及通往新成就的道路。人类的情境，从根本上讲，在可见的将来，可能不会发生能够体味到的变化。即使发生变化，那时的人类或超人类也能迎接这种变化。他们跟我们很不同，比我们装备得更好，能够处理这种变化，因为他们到那时已经更进一步地深入人类的探险之中。

玛萨艾斯觉得，对那些拥抱了激进增强的人来说，他们会失去真实性的价值。他认为，这是在生命的游戏中的欺骗，而同时失去了某种可贵的东西。他写道：

> 不妨看看某个因事情都按他的方式发展而感到很幸福、很欣悦的人。他把世界变成了他自己的一个延伸部分。无论发生什么，他都不希望不一样，而他知道这一点，因为是他自己令其发生的。他已经学会了掌握人类情形的艺术。现在，不妨把他跟那个穷人比一比。那人也同样幸福，因为他服用了一颗强力情绪闪亮丸。无论发生了什么，都不是他采取行动的结果。大型活动都会令他不悦，如果不是因为他再也不在乎有什么大型活动这个事实的话。大型活动现在已经跟他绝对没有关系了，以至于无论发生什么，他都会感到幸福。那都是外在世界的一部分，按照他无法掌握的力量运作，因为他也从未学习如何掌握……我们现在基本上视为生物技术—逻辑增强的许诺，是对现代技术项目的彻底背叛。

其手段和目的使我们背离世界，也扭转了我们想掌握世界的驱动力。

玛萨艾斯做了一些很有力的假设。第一个假设是，很好地掌控了生活的人，从天生角度讲，并没有被赐予很高的智力、很强的社交能力、富有弹性的感情，以及积极的、有助于性格形成的环境等，而服用情绪闪亮丸的人既没有天生的才能，也没有享受到福祉，实际上很可能会得抑郁症。他假定，竞争环境完全平等，在这个环境下，第一个人只是简单地行使其智慧和正直感，而第二个人则懒惰得无法掌握生活，从而决定欺骗。无论我们的道德评判如何，医生目前并不让身体健康、没有症状的个人服用“情绪闪亮丸”。抗抑郁症药也只是发给那些有焦虑症状和抑郁症状的人服用。给患抑郁症者开药，其实意在帮助这个竞争环境更加平等，而即使服用能提高应对机制的药物，也不能取消个人对掌控自己生命情况的需要——只不过会使他们像天生就有此能力的人一样有能力甚至更加有能力。

第二个假设是，一个从外表上看起来掌控了生命的人，没有需要的问题、没有私下的痛苦、没有需要处理的种种担忧。到了现在，我们应该知道如何抵制这种结论了——只要亲眼看看那些自杀的名人就行了，如罗宾·威廉姆斯，这位十分富有、极为成功的喜剧演员在2014年自杀了。他本来就受人爱戴，而且，根据社会的标准，在生活中已经达到了成功的顶峰。现在已经知道的是，威廉姆斯当时患有一种令人崩溃的失智症，又称“路易氏体型失智症”。他妻子认为，就是这种病导致了他自杀。

对我们之后超人类主义者关于何为生活的概念，我们不妨比作我们还是孩子时，看大人的方式。我们看着父母随意地来来去去，想多晚睡就多晚睡，只要自己觉得合适，花多少钱都行，外出都要开车，享受我们作为孩子享受不到的各种各样的自由。我们能看到他们的自由和他们的权利，但我们看不到他们的担忧和发愁，与成人手牵手的那种沉重的责任。同样，如果假定一个智力更高、生命力更强、生命周期更长的人，就没有真正的问题或挑战，那也是太过天真了。与此同时，如果不必花费气力，与我们现在面对的困境做斗争，如令人丧失能力的种种疾病和因衰老而带来的摧残，那我们也许会得到解放，去应对本质上更具社会性、更富于智力和更有精神价值的、更难的问题。

今日的人类增强问题，似乎已渗透在许多人最具毁灭性的末日预言中，同时又让其他人对更光明的未来充满了巨大的乐观态度和希望。关于激进的人类增强是否合意，虽然众说纷纭、莫衷一是，但这跟乐观主义者和悲观主义者之间所持的不同意见一样难以对付。已有大量证据表明，乐观主义者偏向于期望有积极的结果，而悲观主义者倾向于相信消极结果。心理学证明，我们的心态无论积极还是消极，都有一种倾向，喜欢把结果改变，使之按我们的期望来变好（或变坏），采取的是自证预言的形式。

罗纳尔德·贝利断言说：“我们不可侵犯的身份核心，是对我们生活的叙述——是我们经验的总和，无论增强与否都是如此。”他接着说："但只要我们选择使用生物技术照亮我们的情绪、改善我们的性格、提高我们的智力、睡得更少、生活得更久也更健康、改变我们的性别，甚至改变我们的物种，那关于我们是谁这样一个问题，就仍将持续下去，甚至还可能变得繁复多样。"换言之，通过我们的选择，我们变得更像我们自己。

我怀疑，我们不仅仅是我们所有身体的部件，甚至还是我们的遗传、生命体验，以及截至目前的成就等的总和。很可能在我们的核心欲望中，我们会发现我们真正是什么。说到底，生命是一种永恒的变化：变得更多、更好或更坏。通常的情况是，在很多方面成为与我们开始时或我们自以为的那种不一样的人。谁不是热切地希望得到并不是生来就具备的某些特质和能力呢？难道我们实际选择的意义，不仅是关于我们，还是关于那些随机赐予我们的特质吗？作为个人，作为物种，可能没有其他了解的方式，只有走完那段人类增强的旅程，我们才能看到我们会成为谁、我们会成为什么。

第六章

打造更佳大脑

神经专科医生道格拉斯·夏尔的业务，主要是治疗阿尔茨海默病患者，但假若他不必再治疗这样的病人，他会开心得合不拢嘴。眼看着一个个病人的病情日渐加重，治疗的工具又很有限，这的确令人灰心、失望。但俄亥俄州立大学记忆紊乱诊所这位脚踏实地的医疗主任，十分自嘲地温和一笑，还是充满希望，觉得可以找到更好的治疗方法。也是因为这个原因，他与俄亥俄州的脑神经外科医师阿里·热载联手，进行了一项小型研究，采用一种大脑“起搏器”，治疗早期阿尔茨海默病患者。

没有任何疾病比阿尔茨海默病（AD）更让人恐惧了。美国人害怕它，比癌症、心脏病和其他任何病都更甚。现在，已有400多万美国人生活在一片夺走了神志和记忆的雾霾中，缓缓地走向完全依赖他人的状态，最后走向死亡。这样数目的人口足以住满一个大城市。而且，随着婴儿潮一代人的衰老，AD大有压倒我们保健制度的势头，到2040年，患此病的人数将达到900万。家庭护理人员的困境，几乎也跟病人的困境一样糟糕，因此才会出现南希·L. 梅斯那本畅销书《一天 36 小时》。该书提醒全世界的人注意，照顾一个患有 AD 的亲人，是一个多么耗费时间和精力的工作。

据称，与 AD 相关的生理大脑变化，早在症状被注意到的多年之前就已经开始了。淀粉样蛋白是大脑中自然产生的一种蛋白质，它开始会出现不规则的折叠，然后崩塌，成了一块块黏糊糊的东西，充塞脑细胞之间的空间。细胞本身塞满了神经元纤维缠结，是由另一种名叫 tau 的蛋白质造成的。现在尚不确知的是，是不是蛋白质碎片的这种堆积造成了 AD 的症状。但很快，脑细胞就开始死亡，特别明显的是在海马体中——这是对记忆编码性命攸关的一个结构。随着时间的推移，细胞死亡传遍整个大脑。随着脑白质的萎缩，越来越多的细胞死亡，记忆、理智的能力消退，以及性格内敛下来，直到脑干功能如吞食等也丧失殆尽。这个过程可能很漫长、很痛苦，且不可避免的是致命的。

AD 最恐怖的一点是，开始时有点爱忘事，很难跟正常情况、与年龄有关的变化等区分开来。年过五十后，如果把车钥匙放错地方，几乎人人都会突然一阵惊恐，以为 AD 已经露头了。大多数情况下，这都不是 AD。医生的区别是这样的：如果你忘记放车钥匙的地方，很可能不是 AD；如果你忘记车钥匙是干吗用的，那就可能是。随着时间的推移，记忆问题更加糟糕，躁动不安、幻象频生、幻觉丛生的症状都悄悄出现了。有些药物可以把恶化过程减缓一段时间，但这个病情的发展十分迅速，没有什么可以阻止。该病到了晚期，病人倒不如护理者痛苦了，因为他认不出任何人，也不明白他发生了什么，整个人被笼罩在一种毒气一样的忘却之中。最早的记忆消失得最晚，而且，病人经常会体验到“第二次童年”，沉浸在早年的记忆中，而这个记忆保持得最完整。这个阶段对护理者来说特别痛苦，因为他们护理的人早就迷失了，只是身体还在继续活着。死亡经常是一种解脱，但护理者却会感到生理上、情感上和经济上完全被耗干了一样，而且还要熬过一个复杂而痛苦的过程。

夏尔在电话访谈中很小心，他不用“治愈”这个词语，而将其作为起搏器研究所陈述的目标。该项研究对大脑额叶采用了脑深部电刺激术（DBS），希望能延长 AD 病人的智力功能。由于该病晚期脑细胞压倒一切的死亡，所做的任何治疗都不能恢复脑功能，但如果发现得早，能提供治疗，那就更有疗效，并可在几年中阻止残疾情况的恶化。这对病人及其亲人来说，可不是一个小礼物。“如果你 80 岁患病，”他跟我说，“你可能活不到 85 岁。这就意味着，如果你能减缓五年，那就等于把病停掉了一样。”这个病人在 AD 还没有摧毁他的性格、认知能力、记忆和功能能力时，就可能死于另一个病因。他的残年对他自己和他的护理者来说，都可能更加幸福，也更有意义。

目的在于提高记忆力的三种药物——安理申、艾斯能和拉杂汀（Razadyne）都已获得 FDA 审批。如果在患病早期服用药物，就能产生可观的效果。还有一些精神治疗药物不大有名，如情绪稳定药、抗抑郁症药和抗精神病药物等，都可治疗随着疾病中期而来的行为紊乱症。夏尔把它们识别为“愤怒、焦虑和激动”。他不知道为何有那么多人反对用药物治疗病人。“光用‘影响精神’（psychotropic）这个词，对许多人来说就充满争议性，”他说，“但该词的词义其实是说，这种药能对大脑产生作用。在大脑患病的情况下，你需要能对大脑起作用的药物。如果你得了心脏病，你会毫不迟疑地用药。大脑又有什么不一样呢？”我暗示说，那场大声疾呼的反精神病学运动，反对使用任何影响大脑的药物，可能与此有关。“有些非常聪明的人持有这种态度，”他说，“但药物还是有帮助的，应该接受，应该早些开始用。我们希望能找到更多药物，以及更有效的药物。”

治疗 AD 的另一只臂膀，还包括行为疗法，如身体和心智锻炼。“我总是鼓励人们做一些能激活大脑的事情。到外面去做点什么，随便做什么都行，只要你做了点儿什么。”据研究表明，通过活动挑战自己，可促进神经生长，包括新脑细胞的诞生和新连接的发芽。练习弹钢琴、参加体育活动等，都能促使大脑进入神经发生状态。而且，有人建议，DBS 也能做到这一点。事实上，采取任何形式来促进神经生长，都有助于大脑囤积“储备”，从而造成 AD 病人功能性残疾的减缓。

过去 200 多年来，对大脑的电刺激曾用来治疗各种疾病，包括精神疾病。只是到了 20 世纪 60 年代，科学家们才确定，它对治疗神经退行性疾病是有效的，如帕金森症、原发性颤抖症、癫痫，甚至强迫症。到目前为止，全世界约有 12 万人接受了 DBS 治疗。而且，虽然这个手术具有入侵性，但经证明是相当安全的。在大脑移植电极手术过程中，出现中风或脑出血的概率为 1%，而硬件折断或感染等问题所造成的并发症风险为 5% ~10%。若植入电极后出问题，可以不做手术，关掉发送的轻度电流即可。

DBS 可将持续的电脉冲发送到大脑中需要的区域或“节点”，能影响穿过细胞和突触中的回路。它可以加快通过回路中的信号流，或降低其流速，但这要取决于该区域是否活动量过大，如在抑郁症中（等会儿再详述这点）；或活动量是否过小，如在帕金森症大脑区域的个案中。认为 AD 是一种“回路”问题，这个观点有点儿新，但在科研群体中引发了注目。大脑毕竟不是一个静态的器官，而意识的特点就是，有电化信号不停地闪烁着穿过大脑的许多神经通道，多重“回路”通过脑细胞的网格连接而形成。理论上认为，“回路”某个部分的变化，可能改变其他许多节点和下游“回路”的行为。因此，就在该处进行干预，可能既有风险，也有优势。

我问夏尔，为什么他的团队决定集中研究额叶问题，把它当作干预 AD 的可能场地？结果表明，每一个额叶都有一个节点，也是把电流从大脑的不同部分转移的一个重大的“交换站”，似乎能在警醒、注意力、集中力和决策（所谓大脑的“执行功能”）等方面发挥主要作用。有一种假设是，如对这个区域进行刺激，就会导致总体功能操作更好。也许，把重点放在海马体似乎更直观，因为这个结构能对进入大脑的信息进行编码，将之储存在长期记忆中。不过，海马体的细胞在 AD 病况下很早就开始死亡，并能形成夏尔医生所称的那种“死亡区”。“在 AD 病况下，”他说，“病理学始于记忆回路，而且不出所料，会散布到已知的神经通道。我当时觉得，‘咱们绕过死亡区，进行到下一个节点，也就是能从额叶得到信号的节点吧。’”

脑移植的科学，现在发展得很快。到目前为止，热扎医生已在三个 AD 病人身上移植了电极，现正期待下一代脑移植体的出现。当前，这个模型是一个小型脉冲发生器，移植位置正在锁骨下面，与细线连接，从皮下穿过，通到耳朵后部的脖子进入头颅顶部，在颅骨上钻了两个洞。然后，把电线深深地插入大脑，所到位置就在前额的每一边。过程中，病人一直保持清醒（大脑不会感到疼痛，只感到钻洞的压力）。接着，轻度的电脉冲就会刺激目标区域。

这个模型不从大脑收集信息，但未来的模型会这么做。3～4 年后，发生器中的电池就会耗尽。这时，发生器需要更换——要做一个小手术，而通常都不需要住院。

下一批的大脑起搏器可以积极地监测大脑信号。如有需要，还可以对正确的刺激量做出反应，以使脑活动正常化。现在已在癫痫病人身上做到了这一点。经证明，可以防止癫痫发作。虽然这项技术代表着掌控脑疾病的能力已有了大大的飞跃，但也让一些生物伦理学家感到踌躇。他们担忧，我们大家——我们脑活动——的最亲密的信息，一旦被收集和储存，很有可能遭到滥用。

截至本文写作时，夏尔医生和热扎医生尚未发表他们的研究结果，但本书出版时，他们可能已经发表了结果。在这个时间节点上，没人宣称，DBS 或任何现在提供的其他治疗方式有防止或治愈 AD 的潜力，而随着生命周期的延长，AD 可能成为全球性的危机。据预言，在接下去的 40 年中，将会出现 1.15 亿新的病案。这相当于整整一个国家的人口，而这样一个负担，谁都不知道如何承受。如果激进的生命延续就在前面拐角处，而没有找到一种剿灭 AD 的方式，活得久就毫无意义，甚至是灾难性的。目前的治疗对上了年纪的病人来说，还是具有很大意义的，因为他们可能不会活得太久，体验不到 AD 最糟糕的病况。但如果在 75 岁得了 AD，还能活到 130 岁、140 岁或更高的年龄，那怎么办呢？

生物伦理学家还很快指出了另一个问题，说有这样一种可能性，如果 DBS 经证明能够显著地改善脑功能，健康的人也会去寻求之。那么，我们如何界定认知损伤和因年纪导致的记忆问题呢？夏尔医生和热扎医生都强调指出，他们在 AD 患者身上使用的 DBS，是绝对不能用在健康者身上的。但不难想象的是，想提高脑力者肯定会想使用之。问题是，如何在一个经济自由市场和人体增强方面正在拥抱更大程度的个人选择的社会中，对这种技术加以调控？

《福布斯》杂志在最近一篇文章中报道，美国人已经每年把 13 亿美元花在脑训练产品上，这还没有包括在允诺能提高或保护脑功能的营养补品上所花的 10 亿美元，以及花在提高认知药物，如利他林（哌甲酯）和阿德热尔（Adderall）上不明数额的钱款。脑增强是很大一宗业务，而随着婴儿潮一代人的衰老，这个生意预计会越做越大。

詹姆斯 · 休斯在伦理与新兴技术研究所网站上，对消费者已经能够取用的一系列认知增强技术提供了一个总览。一个是神经反馈装置，每天佩戴数小时，用以训练人们的认知能力并保持精神状态，如集中精力、记忆和注意力。这个技术的费用大家都承担得起，但很难说这个技术是否有帮助，或者能帮助多少。既然制造者说一天佩戴数小时很安全，那这种东西也不可能不起任何作用。还有一项合法也可用的技术，名叫颅直接电刺激（tDCS），可训练头皮上低水平的电流，据称能够改善数学、语言和学习等技巧。关于这项技术的研究说法不一，但批评的人指出，关于这方面做的几项研究，不仅使用了 tDCS，还同时使用了严格的大脑训练练习，所以很难说，认知方面的改善是由于看起来相当愚蠢的耳机，还是练习本身。耳机售价 250 美元，而且现在也不知道长期使用会如何影响大脑。

一项用来治疗抑郁症，获得 FDA 批准的技术，是经颅磁刺激（TMS），于 1985 年发明。听起来颇像 19 世纪江湖郎中卖的什么药，但据表明，它不仅能够改善抑郁症，而且还能提高记忆力和回忆的速度。TMS 通过把两个很大的电磁感应圈（或磁铁）放在头皮上而起作用。据称，这样可以去掉神经元的极性，刺激神经增长因素的加大释放，从而导致神经发生。已经用于帕金森症、强迫症和震颤的 DBS，现在不仅在 AD 病人身上试验，而且也在妥瑞症、慢性疼痛和抗治疗性抑郁症患者身上进行了试验。现在，美国军方正资助一些极为先进的脑研究。由于在伊拉克和阿富汗服役的老兵创伤性脑损伤（TBIs）发病率很高，DARPA 现在正争分夺秒地研发记忆增强脑移植体。

自 2000 年以来，28 万军方成员和 170 万美国平民都被诊断患有 TBIs。该病的典型特征是很难找回受伤前的记忆，也很难在受伤后形成新的记忆。TBIs 患者的记忆缺失，会对一个人的生活造成破坏，连穿衣、系鞋带这么简单的记忆也会被瓦解。使用身体、心智和职业疗法，通往恢复之路往往漫长而又缓慢，而恢复又总是部分性的。如果DARPA 的这项工程（恢复活性记忆或 RAM 工程）取得成效，TBIs 患者很快就会有一种永久性的、自成一体的脑移植体，能阅读并阐释脑信号，并以闪电般的速度做出反应，以刺激可以检索所需记忆的神经元。这个移植体意在直接作用于海马体和一个名叫内嗅皮层的地方，并辅助创生新记忆和检索老记忆。

这个 RAM 工程目标很高，但难以达到，需要脑研究者、医生、数学家、物理学家、心理学家和生物工程师，以及电脑专家等通力合作，其目的在于把脑移植体技术提高到更高的水平。这个移植体含有一对高强度的电极排列，以灵活的、生物适合的聚合物制作，可记录脑信号和六十四通道的神经刺激。从大脑深处，移植体可与耳边佩戴的一个小电子部件通过存储和检索数据进行无线通信，把这项技术大大地推进到脑机交互的领域。RAM 装置的设计，并不是用来帮助接受者回忆莎士比亚笔下的麦克白说的所有话，而是帮助他们恢复与"生命和生计"有关，"以任务为基础的动作技能"。换言之，希望这个装置能治愈士兵，使其重返战场，开飞机、操作设备、做出有关战斗的决定，并且能够回家，重新过上平民的生活。

内嗅皮质是 RAM 工程中刺激的主要焦点，研究的带头人伊扎克·弗里德医生把它形容为"通往脑记忆大型机的金门"，将经历抓取并编码，令其在永久性记忆的过程中发挥全面的作用。弗里德医生是加利福尼亚大学洛杉矶分校精神病学和生物行为科学教授，他与同校的物理学和神经生物学教授马扬克·默赫塔，以及哈佛大学的神经科学家加布里埃尔·克莱曼组成团队，对已在大脑植入电极的癫痫病人，记录其神经元集群，甚至单个神经元。他们拿到 DARPA 的资助后，接下来想研发不同活动的电脑模型。这些模型可帮助装置辨认大脑中的某些信号并加以放大，从而使之“优先”编码至长期记忆中。这个六十四通道的装置，直径仅一毫米，将在 DARPA 的资助下，由加利福尼亚的劳伦斯利弗莫尔国家实验室创造。

这个巨型项目集中了大规模的专家，它再次以事例证明，美国军方有能力在短时间内催生重大的技术推进。DARPA 在 2014 年颁发了重奖，给研究者们四年的时间来研发这项技术，为人类创生一种植入式装置。考虑到科学试验已通过老鼠和猴子提供了原则上的证据，因此，下一代记忆增强假脑体在 2018 年投入使用的可能性很大。这就导致了一个问题：记忆增强脑移植体的未来如何？这些植入体可供记忆正常，想学习新技能或语言、增强学校考试成绩，或只想在工作场所获得竞争优势者使用吗？尽管我采访过的医生都强调说，这项技术到目前为止只是考虑用作医学疗法，但还有很多问题尚待回答。

事实上，关于上述技术，以及这些技术如何工作，现在我们所知甚少。为什么经颅磁刺激有助于改善抑郁症，刺激大脑的某些节点，而不刺激另一些？会产生何种长期效应？对此，任何人似乎都了解得很不详细。如果脑植入体只是帮助储存和提取有用记忆，其效应就会大为有益，那么假如最后扩大的是 PTSD、焦虑症或其他精神紊乱症患者不想要的记忆，那怎么办？忘却的行为深度纠结，跟我们的精神健康一样，其之所以存在，是有其目的的。至于短期记忆，有一些很好的理由说明，我们在任何特定的时间内，为什么只能留存数量有限的信息。只要目睹一下自闭症的病案就行了，患病者记忆好得像照相机，所有动作都记得极为详细，但缺乏决策和日常自我料理等关键技能。假如大脑如洪水一般充满许多有意识的记忆，这是否会损坏决策功能和其他执行功能呢？目前，关于脑功能我们知之甚少，还不能很容易地预测出激进记忆增强对我们能产生何种效果。

目前，研究者们把重点放在以脑移植体来改善疾病和残疾情况上，这表明社会并未一头扎进对健康大脑的增强上。鉴于综合技术的迅猛增长，为技术带来急剧飞跃的性质，下一代的技术很可能把我们抛入一个生物技术的领域，而现在只有少数人开始考虑这个问题。这一创新过程的关键，是如何控制私企部门，其在短时间内获利的驱动力，给公司加大压力，从而获取智慧产权、专利和把脑增强技术商业化进入市场的权力。调控制度需要到位，才能管理这些已经开始成形的技术的长期效应。这就好像路正在用一块一块砖头建造，我们却已经在上面开车了。而这个现象随着 CTs 之间相互促进，将会变得越来越尖锐，一个接着一个的大飞跃，进入一个谁也无法完全预知的未来。

调控以 CTs 为基础的植入体和技术中，有一个意义重大的挑战。那就是，这些技术中，有许多都无法分类，不知道是划分为“治疗”

还是“增强”。在许多案例中，治疗性的技术也在增强。很有可能的是，记忆植入体的广泛使用难以避免，先用在老人身上，这便会导致80岁老人应该有什么样的记忆的“新常态”出现。记忆辅助设备甚至可能变得跟眼镜和隐形眼镜一样常见。过去，人只要过了50岁，就不会有人指望他视力达到1.0的正常标准，但在今天，如果视力低于1.0，那就会被视为是有病，是一种视力损坏，必须治疗才能开车。如果我们把我们的法律和调控范围再延伸一点，囊括进人类增强，那我们就必须要么把以前认为正常的情况“医疗化”，要么把无论定义得多么不准确的增强置入一种全新的类别，伴以新标准和新准则。

目前还有一个问题尚无任何解决的迹象，即个人和政府通过黑客方式进入任何电脑化装置或部件的能力。在不久的将来，凶恶的个人或特务可能会破坏医疗植入体，或从中盗取信息。到目前为止，电脑黑客已经证明，他们有能力检索并盗取各种加密信息，给人们和机构组织造成经济、隐私和名誉上的损害。人们因身体依赖的电脑化部件而受损，这也只是个时间问题而已。如果神经移植体可以通过刺激大脑某些区域而获得需要的效益，那你可以想象，假如犯罪分子或好战政府进行实时袭击或操纵人的大脑，那会造成何等伤害！

还有一个熟悉的问题，即大量几乎难以想象的，从我们大脑深处获取的亲密信息，可能存在并储存于别处。正如我们的手机服务提供商把我们的几乎每一个动向都记录下来一样，脑植入体的提供商和从脑植入体中流过的数据，也会记录着我们的思想。那他们会“拥有”这个数据吗？这种信息能买卖，或与执法单位、政府分享吗？什么样的法律机构或政府机构能对其使用进行调控，又具有何种执行力呢？有人正在检索或操纵一份关于我们心理活动的副本，可我们怎么知道呢？调控这个数据的法律能在国际适用吗？还是各国适用情况都不一样？有些生物保守人士认为仅凭这些问题，就有足够的理由限制生产脑植入体。他们很典型地预计，会出现一种“老大哥”式的政府，逼使人人就范，但我则预计，我们的大脑很可能被公司用作商业广告牌，因为公司想把所有的东西都卖给我们，从汤到坚果。这两种场面都让人不舒服。

2003 年，罗纳尔德·贝利为了写一篇文章，把反对认知增强的最常见意见考察了一番，发布到了认知自由和伦理学中心的网站上，该文直到今天依然实用。贝利解构了八种生物保守主义的论点，发现没有一个论点特别有力。他撰写该文时，最广泛的认知增强物是百忧解和利他能，但即使过了十多年，对各种认知增强技术进行了广泛的研究，这些论点还跟过去一样。第一个论点是，必须避免神经增强药物，因为这些药物能够永久性地改变大脑。贝利指出，传统的活动如教学，也会永久性地改变大脑，学习一门新技能或新语言也是如此。如果利他能让学生更用功、听讲更认真，那促使他获得的知识也跟天生用功听讲的孩子所获得的知识是一样的。如果对大脑产生的永久性改变是我们想要避免的，那我们就得放弃数学课、网球课、字谜游戏，以及药物和大脑移植体。

贝利引用的第二个论点是，神经增强物会导致产生一个不平等的世界。在这个世界上，知识分子的种姓制度会与经济利益结盟。这是任何讨论中对认知增强的第一个反对意见，而且在自由主义者和保守分子之间同样表现广泛。其恐惧是，不仅富人及其子女会比穷人更聪明、更有竞争力，富国也会对穷国产生巨大的经济优势。但是，正如贝利和其他人所指出的那样，认知增强实际上更有可能在近期创生一个更为平等的社会。其理由是，这些增强正在研发之中，而且首先是作为疗法而分配的。增加效益，特别当它作为医生开药，有医疗保险时，很有可能拉平智力，让那些患有损伤疾病的人进入“正常”或“平均”的范围。这就意味着，更有自然条件的个人（或那些有钱支付而获得教育优势者），相对来说，比别人拥有的优势就少一些，而不是多一些。拥有更聪明公民的优势在于，全社会都能受益。如果我们的未来具有真正普遍的保健服务，认知增强能获得医疗保险，那任何一个群体对其他群体都不可能具有认知优势。但很快就可能出现一种新常态，是人们必须向上看齐的。

对认知增强的第三个反对意见是，这种技术对那些选择者来说是不攻自破的，因为社会将变得太平等了。一旦增强广泛应用，谁都不再具备认知优势。这样一来，技术就毫无价值了。这种相当世故的观点假定，我们增强大脑的唯一理由，就是想高人一等，但这个观点忽视了一整套理由。其中一个并非最小的理由就是，我们的生活可在每一个层面得到增强，而我们最愿意增强的是我们的大脑。贝利注意到，即使谁的社会地位都没因增强而得到改变，但“社会的总生产力和财富都会大大增加，使人人都生活得更好。这肯定是一个社会福祉”。

第四种看法是，认知增强到时会让人很难拒绝，因为有社会压力，要人们在一个遍地增强物的世界里保持竞争优势。贝利写道："这倒不是说，我们现在都没有面临竞争的压力，如到好大学上学并从好大学毕业，不断提高技能，买更好的电脑和更有生产力的软件等。有些人选择考一个英文博士来自我增强。不大清楚的是，为什么一颗药丸会比高等教育更难抗拒，为什么会有人对其中一个提出特别的伦理关注，而对另一个却不提这种关注。"他引用了心理学家迈克尔·加扎尼加的话，因为后者指出，仅仅只是获得额外的知识，并不能保证就能在其他方面做得出人头地。加扎尼加说："我认识很多聪明人，他们最后看起来也跟一排豆子相差无几……因此，即使一颗药丸能把你的知识处理能力泵起来，也不一定就能让你具有使用这种知识的驱动力和野心。"

但是，提出第五种意见的生物保守分子争辩说，神经增强物会破坏好的性格。福山断言："克服自卑的正常而又能从道德层面为人接受的方式，就是与自己，也与他人斗争，努力工作，忍受痛苦的牺牲，最后崛起，并因此而得到重视。"贝利回答说，那些得到认知增强者，要想证明其有气概，也得要迎接多种挑战。"汽车、电脑和洗衣机等，都极大地增强了我们处理从前很难胜任的工作的能力，"他说，"但这并不意味着，生活的斗争就此消失殆尽。它只意味着，我们可以处理下一批斗争问题了。"

第六种反对意见是，神经增强会破坏个人责任感。但贝利指出，个人某方面感到缺乏，就对该方面加以增强，这实际上是一种负责任的行为方式。患有注意力不足过动症（ADHD）的孩子，服用利他能后行为发生变化，这才是重要的，而不是孩子在药物的帮助下，能多么快地发生变化。也许，能否谦虚地承认，人需要服用某种药物，这才是道德的石蕊试验。正是因为做出了服用利他能的决定，才显示了道德责任感，而这样的决定是不能被轻视的。

接下来的一个反对意见认为，认知增强加强了“标准规范的不确定感”。它反对运作的标准越来越高，我发现这个论点使人糊涂。即使许多人都需要矫正镜片或激光手术，才能达到 1.0 的正常视力，也有人会反对想把人的视力矫正到 1.0 的正常视力这种规范吗？把视力标准定在 1787 年平均 45 岁年龄者的视力，社会就会更好吗？凡是设置障碍，不让人们向往比自然条件更高的标准，贝利对这种障碍总是持高度怀疑的态度的。他写道：“变化总会到来，但与此同时，真正的人不能因某种空想的、限制自由的生物伦理而牺牲。同理，我们无疑应该重视患有抑郁症者或记忆糟糕者，就跟我们高度重视那些幸福的天才一样，但在那个大喜的日子尚未到来之时，应该允许人们利用能改善他们实际生活的社会的种种技术。”注意到这一点是很有意思的，即有些人大声疾呼，要取缔增强的压力，但正是这些人在施加很大的压力，不许别人增强自己。不管增强与否，反正我们已经受制于种种压力，要按社会的准则，而非我们自己的准则行事。

最后一种反对意见多少有些无处不在，在关于任何形式的增强讨论中都有出现。这个观点认为，神经增强使我们不再真实。贝利断言，事实正好相反，因为我们的选择很可靠地表现了我们事实是什么，比遗传基因或环境那种玩彩票的方式更可靠。进而言之，这个反对意见的核心是一种假定，认为有一种静态不变的自我和真诚的“自然”状态。关于一个“不会变化的自我”的概念或一整个“自然”自我的思想，目前尚未取得一致意见，因为我们之所以是我们，皆因教育、文化、历史和各种影响等塑造。除此之外，所谓“正常”，只是一种概念，很难加以定义，哪怕精神病学家和研究人性的最知识渊博的专家也难定义之。人性好像仍在进行之中。

贝利对反对认知增强的一个常见的意见没有提及，那就是害怕人性本身会改变，我们的个人身份和集体身份会变异得恐惧。但是，我们的身份感早已立足于流沙之上。当我们选择向前，打造一个增强身份时，我们并不清楚会失去什么。如果我们确实还是我们应该的那样，那我们如何评估鞭策我们总想变得更好的那种驱动力呢？那我们或许就要把这个驱动力视为不健康的东西，甚至是有毒害的东西，因为它可能会剥夺我们的真实自我和最佳自我。

许多生物保守分子坚持的就是这种观点，并补充说，当我们试图改善创世者已经创造的一切时，那就是对他的侮辱。对创世者意志的这种冒犯，肯定会伴随着精神或物质的灾难。也就是说，犯罪是有代价的。我把这种观点比作这样一种信仰，即人类是对所有事物最充分、完美的衡量。这个看法跟那种同样长期珍视的信仰是有冲突的，因为该信仰认为，为精神的完美而斗争，是人生主要关注的。而且，这个看法也与人类因原罪而堕落的概念有冲突。有些创世学说信奉者似乎不太在意这种不协调的现象，他们把人类对其自身创造的参与视为妄自尊大。他们还排除了任何这样一种可能性，即上帝的本意可能就是让我们成为自己的创造者。他们的判断认为，人类不可能做出好的选择，把个人提高，最终把整个物种也提高。不过，有相当大的一批人已经开始为了神经增强的目的而服药。根据报道，4%~25% 的大学生使用了刺激药物，提高了他们的学习性能，而那些所做的工作要求智力很高的人，服药人数也越来越多了。

至于说到神经增强药物的分配问题，那就得去医生办公室，那儿才能见到真货，因为医生目前都是药物的保管人。如果身体健康的病人要利他能这样的刺激药物，或安理申这种记忆增强药物，医生就要把好关。目前的临床研究很少，确立的调控医生的准则也很少，病人如果想要，而不一定是需要，就能找医生要神经增强治疗，无论是通过药物，还是通过植入体。医生现在迫不得已，要依赖 FDA 的规定，也就是要做一个风险 / 效益分析。2009 年，美国神经病学学院（AAN），就成员如何对这类要求做出反应，发表了推荐意见。

AAN 的大纲确认，有病和无病之间的界限很难确定，哪怕对医疗专家也是如此，它适合那些没有诊断为精神紊乱症或神经紊乱症的人。该大纲撰写者认可，安理申这样的药物可以增强通常因衰老而导致的记忆衰退的病人的记忆，还可提高执行功能。大纲还提到，医生在有人要求提供记忆增强药物时，有义务提供。据 AAN 说，医生如果决定收治，拥有通常的权利和责任，要求者就成为病人了。医生必须绕过这个关键点，要么同意，要么拒绝，而是否增强的决定权在他手上。一旦医生同意治疗，要求者就成为病人。这时，所有确立的医生—病人关系的规定，都适用于这种情况。

大纲确认，有许多医疗手术目前都可用来进行纯粹的美容目的，而医生如果提供此类服务，本身并不违反职业道德。不过，在试图为神经增强药物开药提供指南时，最相关的大纲是 FDA 有关药品核准标示外用途的政策。核准标示外用途的开药，或用于 FDA 推荐中没有严格囊括的目的，都是广泛被接受的。抗抑郁症药除了治疗抑郁症外，还可用来治疗慢性疼痛、经前综合征和其他一些病症。FDA 获批意味着，已经满足了一些标准，药物已在可接受的风险 / 效益范围之内。AAN 清楚地阐明，核准标示外用途的开药，并未违反禁忌，但在有人提出要求时，医生没有义务一定要开此类药。除了告诉病人这类药物对健康人士身上有什么未知的作用并说明该药“并无害处”之外，医生必须依照自己的判断，做出是否开药的决定。

让医生成为是否为神经增强开药的仲裁人，在传统的医疗框架内，也许是有意义的，但由于此类药物有着更广泛的社会影响，关于这个主题，应该给以更宽泛的对话。这个对话应包括来自科学、医学、伦理学、社会学、政治，甚至宗教等领域的代表。广泛使用神经增强，无论是否通过药物、植入体，甚或更加先进的技术，对生活的各方面都会有重大的影响。当务之急是，我们应该就问题进行公共的对话。这个问题的核心所在，是有关自由、个人选择、平等、责任、人的特质和公民权等问题。如果像目前的勤劳这样，放弃这样一个更广泛的对话，就等于是把这个问题交给了市场和私人医生、国立卫生研究院这样的研究资助机构和私人基金会，以及 FDA 这样的调控单位。这些机构做的工作，是指导传统的医疗创新。尽管工作做得是否好还有争议，但他们并没有足够的装备来对付综合技术带来的更加有力的技术。如果病人对采用激进的新技术产生的可能或无意的结果一无所知，那么备受珍视的“病人自主”的理念就无法推行。

要使病人能充分了解这些信息，目前制度还远远达不到。人类增强的介绍，是通过医药的常规之道。如果个人选择这样的概念有任何意义的话，它应该成为公共对话的一个完整部分。生物伦理学应该成为主流关注，并应成为所有公立中学的主要课程的一个部分。仅凭医生在病人看病时交给他一张单页纸或多页纸的同意表格，向病人介绍神经增强的后果情况，就不可能做得让人满意。这样的一天很快就会到来，如果人们想成为真正知情的公民，并能知情地参与民主，那么最前沿的医学及其增强人类的潜力，就是一个关键的要素。

有一个问题不像其他问题，因为它重点突出，即是否也可以给孩子施以神经增强治疗。我们虽然倾向于依赖父母的权利，决定是否给孩子做出医疗决定，但激进增强的问题，有着更广泛的社会和伦理的结果。第一个问题是，父母为孩子做出决定，能到何种程度？孩子到什么年纪，就可允许自己做出选择？到了神经增强已在全社会铺开的时候，父母想让自己的孩子相对别的孩子而言具有竞争优势，但做到何种程度才算合适？要是给一个孩子提供的记忆卡能解答 SAT（美国高考）的所有考题，而另一个孩子却不得不依赖他的天生记忆力和许多小时的复习，那怎么办？那我们就得考虑一下，关于各种不同的神经增强，随着时间的推移，会如何影响大脑的发育的研究，目前是何等缺乏。到目前为止，刺激药物如利他能等，尚未产生恐怖事件，但倘若一个 14 岁的孩子不顾父母的反对，选择放弃脑移植，而如果不放弃，就会影响他的学习成绩，提高他读好大学的机会，那该怎么办？如果我们把孩子是否接受心理疗法或是否服用利他能这个选择权交到他父母手上，而且这样做感到很舒服，这是否就意味着，父母可以决定孩子是否接受一个可以改变他一生的永久性脑移植体呢？

英国伦理学家汉娜·马思伦和其牛津大学的同事组成的一个团队，于 2014 年在《人类神经科学前沿》发表的一篇文章中，试图回答这些问题。他们考虑了非入侵式脑刺激技术，如 TMS 和 tDCS，以及儿童的药物干预。他们指出，有一小部分研究表明，刺激大脑的一个区域，但不刺激另一个区域，可能会是一种折中的方法。一项于 2013 年发表的研究发现的证据表明，在一个区域增强认知操作能力会导致另一个区域的操作能力下降。如果情况确实如此，那让一个处于发育阶段的孩子增强某些能力，但牺牲另一些能力，就会使他失去决定以后未来生活的选择权了。虽然马思伦意识到，一旦出现疾病或障碍，父母总能为子女做出正确的决定，我们应按照另一种标准，暂时不做有关增强的决定。某种治疗越是归类于增强类别，父母的特权就越少，决定就必须推得越迟，直到孩子能自己做出决定为止。假定孩子足够成熟，能够就其自己增强做出决定的“门槛”年龄，马思伦没有说明，只是建议说，这个“门槛”不能设在孩子未满 16 岁前。不过，最近的研究表明，人类的大脑可能继续发育，直到 20 岁之后，而判断却是最后一个得到发育的认知技能。这好像是一种主张，要把决定权推迟到更晚的年龄。但还有反对者认为，要尽早地做出有益的干预，为的是对孩子一生的进程产生最大的影响。

由于没有意见一致的标准，反倒保证了这一点，即至少在近期内，神经增强的风险和效益肯定会为那些能付得起钱的人增长。因此，最保守的思想家建议，最好延迟使用这些技术，或干脆禁用。这在一个只有靠竞争才能繁荣的资本主义经济和民主社会中，几乎是很不现实的。正是因为神经增强分配不均的短期前景，这类技术才会继续被用作医学治疗，直到社会上更多的人就其用途达成某种共识。不过，根据目前制度对脑增强药物的调控，无论多么不够，还是比完全没有调控要好。虽然对记忆力失常这种东西进行医疗化会让一些人止步不前，但它能让这项技术得到医疗保险，让大多数人都能使用，同时进行更长期的研究。

许多人都会争辩说，把一种激进的新技术广泛投入市场，只会把那些并不充分理解风险的人招来，进行没有调控的实验。但是，人类有史以来就用改变大脑的物质对其大脑进行试验了。愿意利用娱乐性药物和酒类进行实验的人从来都不缺乏，而且我也怀疑人们会因为黑市可以提供令人更“嗨”的药物或提升竞争力的尖端科技而不安。酒鬼和用药上瘾者可能因抑郁症、焦虑症或其他某种精神紊乱症，而把药用在自己身上，这些人可能会亡命到想去找一条非法的 DBS 治疗。最危险的管控方式可能是不让这些治疗入市，也不通过医疗制度进行调控。如果这种情况保持不变，那制度的所有制衡，如现在的那样，就会受到不利的影响。社会不可能阻止那些破釜沉舟要进行自我实验的人，但可以创造一种框架，让人们去医院接受治疗，而非寻求增强药物。

大脑是一种让人惊奇的器官，但并非说任何大脑都是完美无缺的。性格、自由意志，以及灵性等现象都能受到大脑的亲密影响，但不能因为这个事实，出了什么错，就对大脑治疗实行灯火管制，也没有必要禁止改善健康的大脑，使其性能更佳。截至目前的讨论，一直都是关于如何改善神经疾病状况，以及如何增强一般的认知能力的，但有情感、感情的大脑，以及影响它的精神病情况又是怎么回事呢？抑郁症、精神分裂症和狂躁抑郁症等精神疾病，也许是所有精神疾病中最痛苦的，因为它们会影响生活的各方面。仅举几例，如自尊、关系、睡眠、精力、动机，以及结婚的能力或从事一项工作的能力。如果得了严重的抑郁症，想努力也无法使用大脑，那大脑的巨大计算能力又有何用呢？

强迫症（OCD）和抗治疗性抑郁症这些精神疾病，现在都以DBS进行实验性治疗。据一位研究者，即埃默里大学的神经学专家海伦·梅博格查明，大脑皮层有一个区域，即膝下皮层区域，她称之为25区。她认为，这个区域在严重抑郁症中过度活跃，对药物或疗法不起反应。她目前在领导一项临床实验，把电极植入发送轻度脉冲的区域。实际上，可以把该区域的活动量调低。梅博格的研究是首项根据假定而驱动的抑郁症研究，似乎根本不顾我们传统上对抑郁症的看法。几百年来，抑郁症一直被视为一种病情，在这种病情下，几种性命攸关的事物（如精力、注意力、压力、感觉力等）都十分缺乏。在梅博格的假定中，25区从病理学角度讲过于活跃了。

我就这项最近的临床实验采访了梅博格，并问起了她作品中突出的精神病“网络”理论。事实上，梅博格和她的几位同事，在很久以前的2005年，就曾发表过一篇论文，是关于DBS用途的。该文中，几位作者写道：“把临床、生物化学、神经成像，以及验尸证据综合起来，就能表明，抑郁症不大可能是一个单一的大脑区域或神经递质造成的疾病。正相反，它现在被视为一种系统级别的紊乱，影响把特定的大脑皮层处、皮层下处和边缘处所连接的整体通道，及其相关的神经递质和分子调解活动。”在我们的谈话中，梅博格强调了这个事实，即大脑的所有区域都是互相连接的。因此，在一个区域引起变化，很可能以所有网络区域行使功能的方式造成变化。

“大脑中的所有系统都是网络，”她说，“高级成像有助于我们看见不同区域是如何共同工作的。”她形容25区是脑白质纤维束的交会处，并形容大脑是一种电力网，“你必须理解这个电网的解剖学并发现其重要的交会处。DBS把一个广泛系统的整个舞蹈编排都改变了。”尽管最近的这项临床实验仍在进行之中，但截至目前，研究结果还是很鼓舞人心的。并表明，令人安心的25区在大多数精心挑选的病人身上，是起作用的。但是，直到目前为止，这项技术仍然处于婴儿期。据梅博格说，有一件事表明，如果DBS手术不是由一位知识渊博的医生来做，那就会非常危险。电极置放时如果有一毫米的差别，“就可能造成部分反应和完全反应之间的差别”。不难想象，如果选错了一个区域，或者调节了一个已经过度活跃的区域，会发生什么情况。梅博格说：“我们使用 25 区，这并不是随意的。”几十年来，她一直都在对抗治疗抑郁症患者的大脑，进行 PET 扫描和分析。她说：“我们对这个问题研究了 20 年，才敢靠近病人。”她总是回到一个主题上，即关于大脑，我们所知甚少，尽管科学家一直试验各种药物和其他治疗，但对这些药物和治疗的工作情况，却几乎没有直接的知识。他们进行实验，希望能有所帮助，然后根据逆向工程处理后的结果，来证实他们的理论。

梅博格以谨慎的口吻，强调了大脑刺激移植体的潜在危险，甚至对经颅直流电刺激这类较轻技术的用途提出了质疑。如果 tDCS 真能影响大脑回路，那么，耳机戴的位置是否正确，就至关重要了。使用这项技术的人，不大可能知道如何佩戴耳机。任何真正有效的脑变化技术，都应该配上一个带回家的信息：“不要在家试用。”

在未来脑增强的领域中，DBS 是前景最不激进的一个。据詹姆斯·休斯说，在整个范围的最远端，有着先进得多的使用纳米技术的人脑—电脑交互（BCI）。有理论指出，微小的纳米机器人（小得可以越过血脑屏障），不久就可以注射进血流中，进入大脑，在个别神经元和外部电脑之间建立连接。这样，就可进行两个方向之间的信息交流，让我们可以前所未有地检索互联网，并与其他大脑直接网络化。有些思想家甚至谈起了一种未来的“蜂巢大脑”—— 一种真正的集体意识，任何时候想连就可以连上。对于一些人来说，这代表着一个无价的机会，可以扩大人的意识，囊括进大量信息，其中包括其他无数人的生活体验的记忆。还有人预言，当我们让人和机器直接进入我们的记忆、体验和思想中，也许还能接收到无法抵御的命令，要以某种方式表现时，这等于是对隐私史无前例的入侵。电视系列《星际迷航》的粉丝——下一代人马上就会想起博格人，这是一个外星族，由生物人组成，他们跟网络机器结合得如此紧密，任何个人都不可能独立地思考或行动。博格人的“集体”指挥其所有的行动，这个集体也只有一个目的：通过强行装置脑移植体和身体移植体，把碰到的其他所有种族同化；如果同化不了，那就加以摧毁。博格人有两句座右铭——“你将被同化”和“抵抗是徒劳无益的”。一旦人的大脑被博格技术入侵，个人意识就遭到毁灭，抵抗真的是徒劳无益的。

尽管博格人的故事是科幻的，但这个描述所提出的问题，也是我们需要问自己的问题，这才能够冒险深入 BCI 为瘫痪者提供的遥远帮助，也可能下载专业化的知识。如果人类除了实际的互联网之外，还可以直接检索巨型双向的“人体体验互联网”，人们还能驱动自己的思想吗？集体意识会不会导致极端的求同而不存异，以至于个性不复存在了？个人责任的概念怎么办？法律会不会先发制人，惩罚那些产生犯罪想法的人？我们的邻居和合作者，是否会意识到我们内心深处的想法？生物保守分子很快就描绘出一幅幅末日的景象。而雷·库兹威尔这样乐观主义的未来主义者则认为，我们应该拥抱这样的发展，因为它们有潜力，能扩大、增强并强化我们大脑的使用。

BCI 的发展，可能会造成社会和经济压力，迫使人们使用它，但民主社会很可能会施加一些与之抗衡的压力，对其使用进行限制和控制，至少要限制和控制到其对个人和社会的影响了解得多很多的时候。我们虽然能够轻而易举地庆祝 BCI 的发展，因为它能协助那些身体瘫痪者，但在现阶段，我们应对如何和怎样限制 BCI 的使用进行更广泛的辩论。通过直接下载电脑化信息增强人类知识，这可能有一些很清楚的卖点，但我们要足够重视自主、隐私和个性。我们对这些价值观的承诺，是否强大到足以抵御 BCI 技术的推进？我们关心的是，我们在短期内也许会很容易地接受那些能使生活更容易也更方便的界面，却意识不到其长期的代价。如果我的银行提供了一个 APP，我凭着这个 APP，凭着我的思想，就能把钱在账户之间转来转去，这种方便当然相当吸引人。那要是同样的技术也让银行在我的隐秘思想上开了一个窗口怎么办？关于我的思想数据会储存在哪儿？谁能加以取用？尽管大多数人都反对让银行、雇主、政府和其他人进入他们的思想，但现代生活的极端复杂性和永恒的时间压力，会使我们在很高的程度上受到为我们提供了更大方便的任何技术的伤害。

我早先曾问道，手持装置中设置一个 APP 这样的技术和在大脑中安装一个同样装置的技术之间，有何本质上的不同。BCI 通过直接把我们的大脑插入互享信息的宇宙，又把那个宇宙通过双向途径直接插入我们的大脑这样一个前景，阐明了这一点。与手持装置上网的不同在于，我们的意识本来是私有地密封于我们的大脑内部的，现在却把思想在我们和技术之间进行了积极的缓冲。尽管技术可能敦促、劝说，甚至试图霸凌我，让我采取某种行为，但我的思想还是可以进行干预的。我还是能够做出决定和主观判断的，哪怕这是跟技术对着干的。如果这些指令实际上直接被我的大脑接受，那么我会认出它们是跟我的思想分开的，从而加以抵制吗？我也许会，但抵抗需要多大的努力呢？如果我疲倦了，没有了意识，或不胜信息之繁多，因此而产生的无法抵御，是否就构成了一种可能性，可以防止我接受 BCI 呢？我们把这一个个论点摆出来时，可能一目了然的是，大多数人都可能谢绝使用这项技术，因为该技术可能淹没其意志。但问题是，这些论点并没有为普通人进行清楚的阐述。考虑这种问题的人，大都是极客、未来主义者和哲学家，而不是社会的主流人士，而这种问题其实应该成为主流大辩论的一个部分。

考虑到正在发挥作用的所有社会和经济力量，不难看到综合技术正天衣无缝地在移动，从医学治疗的领域走向了增强领域。问题是，这些技术能否跨界，进入一个令人恐惧的社会控制层面？以及一种假如我们充分意识到后果，就不肯随便选择的生活。

大脑移植体的问题，也跟在死亡迫近时，是否关闭植入式心脏除颤器的问题相似。如果不在生命垂危之际关闭，可能也会产生可怖的效应。鉴于我们对濒死的大脑中所发生的情况了解的信息极少，我们必须自问，当一个人即将亡故，如果我们真的想进行电刺激，会人为地延长什么样的意识，那么我们会把生死之间的什么灰色地带施加到病人身上呢？然而，是否关闭大脑移植体，是医生肯定不想考虑的一个主要问题，因为一旦关闭发挥着某种疗法效应的大脑移植体，就会被清楚地视为是在伤害病人。如果某人认知功能的某些部分还受到人为的刺激，但大脑的其他部分却已死亡，那我们如何测定脑死亡的程度呢？直到最近，医疗社区的人才能够就何谓“脑死亡”而得出一致的标准。我们需要重访脑死亡 vs 生命支持的那个老概念吗？我们要想为二者下个定义，根据的是什么标准呢？

雷·库兹威尔在其 2005 年出版的《单一状态已迫近：人类超越生物学的时候》一书中，写到了一个时间，叫“单一状态”。那时，电脑已经强大到足以超过人类大脑的计算能力。预估其发生时间约为 2050 年，那时，人类就会通过 BCI 获得一种能力，在死亡之时，把记忆、体验以及大脑的思维模式全部下载到一个超强的电脑中。数字化的信息中，复制了垂危病人的大脑和个性，然后储存在一个机器人的身体中，或转给另一个人，于是就让死者获得了“永生”。但是，人死时大脑的一份电脑化抄件，能等于那个人吗？它能赐予持续的意识，就仿佛那人并没死一样吗？在这个翻译的过程中，失落的究竟是什么呢？

目前，还有一些尚未得到解答的问题，因为这项技术迄今为止只不过是一种理论而已。库兹威尔和肯尼斯·海沃斯这样的未来主义者相信，把垂危的大脑进行上传，这具有真正的可能性，而他们认为这是一个伟大的进展，可解决所有问题中最大的问题——死亡。当然，如果这样的可能性实现了，并非人人都会选择大脑上传的。凡是相信人体的非物质部件灵魂或精神，或相信会有一种天堂生活的人，都不大可能选择生命继续在地球上不定期地延续。但对许多人来说，由于害怕死亡，就会觉得大脑上传的想法难以抗拒。例如，会有身患不治之症的儿童的父母很想把孩子大脑的信息上传。

是否进行大脑上传，这个问题似乎要取决于是否能解决心灵 vs 大脑这个尚未解决的哲学问题。有物质倾向的人会认为，所谓“心灵”，无非是大脑发生的电子信号和化学信号发生转换的总和。他们的观点是，一旦大脑停止工作，心灵就会消失，就像熄灭的火焰一样，不再以任何形式存在。对于其他人来说，心灵比大脑功能的总和要多得多。它这种东西得到了大脑生物底层的佐证，但能存在于大脑之外，并与电脑分存之。有关这个的辩论已经进行了几百年，尽管物理学和神经科学有种种推进，但这个问题仍需解决。具有讽刺意味的是，可能需要对大脑上传进行实验，才能解决这个问题。

让大脑上传成为现实，有一个主要的障碍，即到目前为止，对大脑所知依然甚少。第二个问题是，如何把生物信息转换为数字信息——这是一个巨大的技术障碍，有着许多未知因素。这项技术，如到此时为止所理论化的那样，令许多人毛骨悚然，而且会把身体的完整性侵犯到不能接受的程度。那如何具体地实现大脑上传呢？大脑保存基金会（BPF）的共同奠基人肯尼斯·海沃斯博士，和一名为了创生脑结构详细“地图”，研究先进扫描技术的研究者一起，在 2010 年的一篇文章中，描述了如何将大脑上传的过程。下面的文字综述了这项技术的发生过程，它取材于那篇题为《被坏哲学害死：为什么大脑保存之后，接着进行大脑上传，可以治疗死亡？》，贴在 BPF 网站的文章，事先警告：胆怯者免读。

一位身患不治之症的女性入院，接受大脑上传手术，做了全麻后睡着了，主要血管都跟一些外部血泵连接起来。血从她体内排空，同时把一种毒性化学定色料（戊二醛）泵入每一根动脉、静脉和毛细血管中。这种化学物质很快就潮水般弥漫了她的身体，包括她大脑的每一个神经元。定色料与每个细胞中的蛋白质黏结，把它们固定并防止任何衰败现象出现。然后，再将另一种毒性化学定色料输入整个循环系统。这一次要保存脂类或脂肪分子，因为它们同蛋白质和碳水化合物一起，可以提供细胞的主要结构部件。海沃斯写道："这两步（固定蛋白质和固定脂类）很关键，你以为它们是用化学黏结的，实际上是把她细胞中的所有分子机器都'黏'起来。"不消说，生命不可能再重返这具生物肉体了。

接着，血管系统输入一种重金属染液，如醋酸双氧铀，为了纳米分辨成像而给大脑和脊髓涂抹染液。这样就可以用电子显微镜来查看细胞膜。身体里面和细胞间的所有积水都必须去除，以塑性树脂取代之。它可以固化组织，准备让其切成细块，以便成像。再对身体输入乙醇，使组织硬化。这样就能排水，接着注入一种有机溶液，沥滤出乙醇。加大塑性树脂的浓度，进行循环，直到"细胞内（细胞里面）和细胞外（细胞外面）空间的每一个区域都充满纯塑性树脂"。每一个细胞，包括每个脑细胞，现在都以塑性树脂浸透并固定。身体已经成了一种有机和无机塑化物的混合物，在分子水平冻结，就像死亡时存在的情况一样。

大脑需要额外加以注意，以协助移除积水，代之以塑性树脂。颅骨内要钻几个洞，再把管子插进凹陷处，又称"脑室"。这些插管把乙醇、溶剂和塑性树脂注入硬脑膜袋（一只包住大脑的皮囊）中。与此同时，同样的化学物质正在整个循环系统循环。海沃斯写道："在这个过程结束时，病人的大脑和脊髓在纯塑性树脂中浮动，细胞内和细胞外空间的裂缝也充满了这种塑性树脂。"

然后，把病人送入一个60℃的炉子中。这时，她大脑和脊髓中的塑性树脂就会板结成一种"固定结块"。海沃斯继续写道："皮肤、肌肉、椎骨和颅骨等都被移除，从而展示硬脑膜袋。然后，把这种强力材料剥开，就露出保存得完美无缺的大脑和脊髓（其中包括脑神经和脊神经的初始部分），它包裹在一层玛瑙色的透明塑料护层内。每一个神经元，每一个突触，以及每一个细致的神经元过程，都能完美无缺地保存到纳米的水平——保存得最完美的、无法想象的化石。"

固体塑化过的大脑和脊髓，跟着就被切成细细的长条，刚好100微米，也就是0.01厘米宽，然后像胶带一样，缠在线轴上。结果是成千上万绕了脑线的线轴荷载到成千上万电子显微镜扫描机中。这些机器可以放射出几乎难以想象的微型电子束，扫描这些脑线的表面，产生出一种高分辨率、二维的照片。然后用一束聚焦离子束来烧掉5纳米线顶端脑，露出新的表面，以便用电子束来扫描。这一过程要重复2万次，直到整个100微米宽的脑线以5纳米增量进行成像后为止。以5纳米增量烧除，就可为所成的像添加第三维度。不消说，所有脑线都被完全摧毁，代之而来的是一张以数字化格式将其拍发的5×5×5纳米分辨率的成像。

接下来，就把大脑和脊髓的超高清度三维照片转进一台电脑，令其以图标方式标出每一个神经元和突触，预算每个连接的类型和强度。由于海沃斯预计，这一过程将从现在起的100年后发生，根据对神经科学前100年发展的数据，依然还是有阐述余地的。脑神经和脊神经也都保存了下来，它们把生物大脑与身体的神经和肌肉连接起来。对病人大脑和神经系统的电脑模拟，已与一个机器人身体进行了交互连接——病人能操纵自己过去储存的思想。嗯，这就等于永恒发生了。是吗？

对我们大脑的数字化模拟，实际上是不是等于我们自身？关于这个问题，有不止一家学术思想这么认为，但除非做出努力来实际上做到这一点，否则我们就只能猜测。凡是相信人类有某种大大超过了物质的生命精髓的人，都会认为以如此方式复制人的做法，不仅徒劳无益，而且也荒诞怪异。

我们必须意识到，我们对心灵或大脑知道得都太少了，无法确知要复制一个人需要做多少事。如果真的试图要做大脑上传，那就需要制造一个大脑的复制本，但数字化的复制本不是原本，无论它多么细致。大脑不仅有物理结构和电气化学反应，它还有思维运动。思维运动被证明是由意志驱动的。电脑模拟怎么可能把自愿与否的现象近似化呢？意志的一些表现，或某些有效的替代物，可能为我们所需要，以便引导我们的注意力做出决策，并对之采取行动。除此之外，我们凭着自己的生物身体，不仅有意识，而且有自我意识。电脑模拟怎么可能创造出自我意识并像大脑一样运作呢？我们通过电脑编程，可能可以让我们的机器人复制本来做的各种事情，但所有这些事情都不可能以我们所理解的那种自由意志来进行。

大脑有很多方面都是我们目前无法知道的，即便我们可以进行精密地复制也是如此。其中有一些是必不可少的，与我们的性格特点密切相关。这包括潜意识的大脑、感情（这与有知觉力的身体互相连接）、进行价值评判的能力，以及除了自我意识之外的潜在灵魂或精神。关于这些现象，人们的意见可以不一致，也的确不一致，但即使我们假定其中任何一项都有效，我们还是不知道，如果缺乏其中一个要素，会如何影响一个潜在的人。缺乏一种或数种现象，就可能意味着，我们的机器人只是一种恐怖的提醒，表示我们已经失去了那个人。

但为了讨论的目的，我们还是假定，大脑上传最后极为成功。这一过程一旦达到完美，便能真正让我们继续我们的主观意识。就我们来说，或就我们身边的任何人来说，我们便会永远不死。我们和我们的亲人必须调整自己，以便适应我们寓于机器人身体中的个性，但随着时间的推移，人人都能舒服地对待新的自我。如果这件事发生了，并非人人都会选择逃离死亡，但有可能的是，很多人会选择大脑上传。这意味着社会会有一些严重的问题需要解决。

人口过多在今后的岁月中，几乎肯定是一个大问题。如果绝大多数人都决定要永远活下去，那人口过多问题就加速到来。人们就不得不越来越少地要孩子，以便适应人口过多导致的星球上的资源日益减少。人口的年龄构成也会改变，极为年老的人会越来越多（但估计会有一连串高功能、最新式的机器人身体），而年轻人及其子女的空间和资源却越来越少。假定激进延伸的生物生命期限最后开花、结果，那么社会上老人的百分比会很高，给儿童和幼儿留下的余地就会更少。政府可能需要减少儿童，甚至禁止人口繁殖，从而违反了大多数人都视为他们生儿育女的权利。

今天，我们重视年轻人为社会贡献的精力、新鲜的视觉和新思想，但大规模的大脑上传就会严重限制能做此贡献的年轻人的数量。那些永垂不朽者也许能够持续为文化和社会创新，但我们对极老者所能创造的社会是什么样子也只能是猜测而已。也许，年轻人和儿童可能要比现在更为被珍视得多，因为他们很稀缺，但针对他们的态度也许会有反弹，因为星球的资源将会极为匮乏。有一件事是我们可以肯定的，即如果下令控制人口数量，那就可能导致产生一个跟我们今天所生活的大不一样的社会。

还有一个需要解决的问题，即到许多人得了不治之症时，他们中的很多人可能已经发生了大幅度的大脑变化，如 AD 患者常见的斑块和缠结。可以很方便地这么假定，即大脑上传在技术上成为可能后，就可以治愈或防止 AD、帕金森症、癫痫症、中风和其他神经性疾病。但是，我们现在尚并不能做出这种假定。请考虑一下，假如有这样一个时期，我们能享受很好的治疗，但这些病情的任何一种都无法治愈。如果把 AD 患者的大脑复制，那就很可能把疾病也复制下来。这是否意味着，凡是大脑不符合某种健康门槛要求的人，我们就不能允许他们进行大脑上传呢？也许，一旦我们能以数字化格式储存大脑，我们就可以根据疾病来进行矫正。但这样一来，人要死时对该人的复制本就可能不那么忠实了。既然改变大脑的某一区域可能导致对神经网络的更多变化，那为了治愈某种疾病而进行必要的矫正，可能就会产生事先没有料到的后果。它可能被逆转，也可能逆转不了。

有一个重大的伦理绊脚石，那就是决定何时进行大脑上传，哪怕是一个已患不治之症的病人。如上所述，有人——最好是病人本人——必须做出决定，看何时动手术，因为一动手术，就可能杀掉生物肉身。也可以说，当一个人积极地死去时，就应该这么做，但这个论点不可避免地要遇到问题。首先，需要有足够的科技水平，并且只有通过正确的设施才能做这种手术，而最优选的情况是能够做出安排，到时可用必要的人员和设备。但比如说，有人在车祸当场丧生，离任何大医院都很远，这对人就不会起任何作用，身体可能要花很多小时才能抵达一家能做手术的医院。等人到医院时，大脑就可能已经发生了重大变化，也许发生的变化大到无法再做有功能的复制本。由于死亡发生的时间和方式具有不确定的性质，有些人即使想，也无法利用大脑上传。

现在，让我们假定有这样的最优情况。病人在医院或在临终关怀医院，而他的诸位护理人员也都同意，他的生命已将结束。假定病人已经表示，他想进行大脑上传，即便他知道，如果这么做，他的身体将不可逆转地被摧毁。医生、护士和技师又怎么能知道，他们没有过早地结束了他的生命呢？哪怕最富有经验的医生，现在也发现，即使不是不可能，也很难准确地说，病人何时进入濒死状态。而安排脑上传就意味着，这个手术必须在自然、生物的死亡发生之前的某个时间进行。医生可能预估，病人只能活几小时或几天，实际上，病人可能会活几周或几个月。这个情况跟病人处于生命支持状态已经抵达脑死亡不一样，因为那时，必须决定停止人为呼吸和心跳。在这种情况下，病人并没死，但大脑上传肯定会要了他的命。万一手术出什么问题，他就回不来了，也不可能再跟亲人过几个月了。

从法律上讲，如果一个人的大脑还是活的，他就还活着。如果进行大脑上传，那某人就得决定终结生物生命。换言之，把病人杀死。这怎么符合医生的传统治愈职能和不给人造成伤害的座右铭呢？就算医生在病人生命终结之时会造成病人痛苦，但如果他们不愿意关闭心脏除颤器，那又怎么可以说服他们用化学药物把人毒死，对人体进行大脑上传必定带来的激进攻击呢？我们很想假定人脑的数码化副本是否构成永生这样一个哲学问题到了那个时候已经得到解决，但这种情况不大可能，技术的发展要比社会和文化价值观的推进快得多。关于大脑上传的争议很可能还会存在，易纠结，难解开，社会可能永远都不可能就此而取得一致意见。

还有一个问题，即病人的健康状况是否适合做出决定，是否想、何时想进行大脑上传。鉴于目前人们都不愿意给予预先指示（根据某法律网站 2013 年做的一项问卷调查，只有大约三分之一的美国人立了生命意愿书），医生是否按照预先指示做了，其记录也不甚明了。因此，大多数生命终点的决定，都是在危机情况下做出的。很少有年轻人提前来做这个的。美国人不喜欢处理跟死亡有关的问题，这妨碍了一旦发生危机，需要头脑清醒地做出决定。除此之外，即使医疗授权书已经交给了亲人，悲恸欲绝的家庭成员也可能做出很不理智的决定。

请暂时想象一下，有一位没有立生命意愿书的50岁女性突然严重中风，大脑受损，成了半植物人的状态，从此瘫痪不起。即使她从前曾表示愿意做正常的大脑上传，但已错失良机。现在，她瘫痪在床，很易受到肺炎和其他感染的侵袭，而这些病经常夺去那些瘫痪者的生命。几年后，她又得了抗生素抗药性感染，很快就进入了濒死状态。她丈夫认为，她在这种情况下的意愿，应该就是平静地离去，但她父母坚持要上传她的大脑，尽管她有严重的认知和身体残疾。他们觉得，如果不给她做大脑上传，那就等于谋杀了她。他们还力主，即使她处于残疾状态，她的生命依然有价值。

她丈夫和父母都去找医生，要求满足他们的愿望。此时，医生和医院都会处于法律的窘境。想按自然发展程序走的丈夫，威胁说如果医生通过大脑上传，加速他妻子的死亡，他就把医生告上法庭，因为一旦大脑上传，就会使她的前景永远处于高度残疾状态。与此同时，她的父母威胁说要告医生犯有谋杀罪，同时也要告医院犯有歧视残疾病人罪，因为医院拒绝把他们的女儿进行大脑上传。于是，此案到了法官的庭前。法官听了双方的说法，并做出决定说，由于该女性没有立下生命意愿书，那么，决定就应以“拯救”她的生命为重，让她有机会利用将来的各种可能治愈她残疾的治疗方式。他下令，医院给她做大脑上传。

于是，该女做了大脑上传，给丈夫留下了一个机器人，机器人的大脑根本就不像他中风前的妻子。尽管进行了各种技术调整，帮助机器人的身体动作，但该大脑已受到严重损坏，现在只能指望丈夫在余生为这个机器人进行护理。如果他也选择大脑上传，那这就很可能要永生永世做下去了。他把岳父、岳母、医生和医院一起告上了法庭，索要终生的赔偿费，包括精神损失费。其实，他只想做一件事，那就是关掉机器人，因为它老让自己痛苦地想起妻子身上发生的事情，然后继续过他自己的日子。然而，法律认可，机器人是一个全功能型的人，并认定，如果把它关掉，那就等于谋杀。

如果还有人记得的话，就会发现，这个案子跟2000年年初广为人知的特丽·夏沃高案非常相似。我虽然根据我们今日对这类问题处理后的可能发展做了简单的推断，但很有可能的是，还有一些其他生物伦理方面的困惑，是我们需要想象的，让人很容易就能想起一些其他的场面。要是大脑上传虽未创生出持续不停的意识，但却创生出了一个高度复杂、功能很高的机器人；它虽不具有人类的所有属性，但却具有某些属性，那怎么办？这些机器人有何权利？它们在社会上发挥何种作用？人人都有大脑上传的权利吗？那已留案底的谋杀犯和其他反社会的人怎么办？要是我们想把功能不善的机器人关掉怎么办？要是机器人自己想被关掉怎么办？还可以想出更多的问题来，但鉴于我们还有许多迫切需要解决的问题，因此要走的路还很长，才能开始有答案。

第七章

无年龄社会

在今日迷恋青春的社会里，抗衰老之战，已经做成了大生意。美国人一年要花 800 亿美元购买产品和治疗，用于使皮肤更平滑、头发更厚实、身体更苗条、筋肉更强健、大脑更活跃。这些产品仅举几例：膳食补充剂、激素更换治疗、昂贵的护肤品，以及美容手术。婴儿潮那批人，把这个口号永恒化了："人过三十，不可信任。"但他们现在已经过了 60 岁，而且，看样子要想沿这条老年的路走下去，非得打一场硬仗不可。我们已经看到了头发花白的这一代的一个效果。过去 10 年中，所做的美容手术数目已增长了 77%。2014 年，手术总数达到了 1560 万宗，而这个数字仍在攀升。

据有些非处方疗法称，能逆转衰老过程，美国人对此保持怀疑是很好的做法。大多数抗衰老疗法，如特别饮食、膳食补充剂和美容保养品（据称可以减缓衰老过程或逆转衰老过程的乳膏和浆液），都是完全没有进行调控的，进入市场也不必证明是否有效。其中很少产品是经过科学严密试验过的，谁都无法猜测它们是否有任何功用。但即便如此，也挡不住上百万人照样贪婪地追寻。

一直以来就夸大其词，甚至干脆就是江湖郎中的一个领域——生长激素的注射，是最昂贵，也是最具争议的一种抗衰老治疗方式。其费用可能是每年 1.5 万美元，而可能的副作用有很高的致癌风险。据称，膳食补充剂 DHEA 是雌激素和睾酮，在网上销售每颗约为 13 美元。人们愿意付高价并甘愿承担激素对他们的健康带来的各种风险，尽管国家老人学研究院告诉美联社说："事实是，到目前为止，没有任何研究表明，激素更换药物能为生命增加年数，也不能防止与年龄有关的衰老发生。"

尽管有史以来，抗衰老产品始终都很可疑，但我们就要进入一个新时代，一个基于几十年研究的新时代。有一个合法且日益扩大的科学领域，正对衰老过程本身进行干预的一系列潜在干预方式进行试验。这些试验在动物身上已经显示了巨大成功。科学社区已经形成了一种新文化，很明显地把衰老视为一种疾病，而不仅仅只是解决与衰老相关的疾病。而且，一些科学家正在寻找"治愈"衰老本身的方式。

许多老年医学家（如 S. 杰伊·奥尔闪斯基）都认为："衰老不是疾病，正如青春期和停经期不是疾病一样。"但正规的科学家根据这样一个前提，即衰老虽然不可能立刻治愈，但是是一种可以进行治疗的疾病，对衰老过程开始发起攻击。我们如何定义衰老，可能还要持续争论一段时间，特别是在生物伦理学家眼中，但真正的衰老科学却早已往这场争论中灌输了仔细研究的证据，从而使之更加明晰。轮到我们如何看待衰老和必死性问题时，最新的科学通过干细胞疗法、基因干预、纳米技术和抗衰老药物等，很可能会改变游戏规则。从现在往前推 50 年，关于衰老和生命期限的普遍看法，就会发生急剧的不同，信息量也会比现在大得多，围绕着这一古老问题的雾霭也会开始廓清。

在第六章中，我就基于大脑上传后生命不定期延长的问题，提出了几个消极的“要是……就会怎么样”的说法。本章中，我要讨论大大延长我们的与生俱来的这个身体中的生命期限。更重要的是，延长我们健康期限，这个令人感到光明的前景。毫无疑问，所有工业化国家和相当一部分发展中国家都面对一场衰老革命，实乃史所未见。1900 年，普通美国人的估计寿命为 47 岁，而今天，据美国疾病控制与预防中心的资料，这个寿命已经到了 78.8 岁。尽管我们正在接近科学的倾覆点，但我们很可能要面临 21 世纪更为急剧的增长局势。

并非人人都欢迎激进的生命延长，而关于我们不应干预生命期限的论点也比比皆是，但大多数反对意见的根据，都是目前关于老年的滞定型形象，认为老年是一个进入衰残和老朽的时期。我们的参考点似乎都局限于过去数代人的现实。那时，医疗不如现在发达，一般人不但对延长生命，而且对延长健康的锻炼方式、节食方式和其他生活方式等因素，远远不如现在的人了解。我们今天大脑中关于衰老的滞定型，跟从现在起的 20 年、30 年或 50 年后的衰老情况，几乎没有一点点关系。

到目前为止，抗衰老研究主要还是聚焦在如何延长卑微的果蝇、蚯蚓、老鼠和酵母这些与我们拥有部分相同的基因而且生命期限也较短的生物。较短的生命期限，能让研究者们较为容易地研究生命期限的增益。通过不同的技术，已经获得了重大的增益。尽管把在其他物种上取得的成就转换到人体上来，向来都是一种很棘手的提议，但大自然对有益于人类的衰老机制，还是有着很丰富的信息的。通过对其他物种的研究，科学家们正在了解衰老的分子过程和新陈代谢过程，并已找到可操纵之的不计其数的方式。

截至目前，已知延长哺乳动物生命期限长达45%的最佳策略，就是极度卡路里限制。这好像能使细胞进入一种冬眠状态，从而推迟一种名叫“衰老”的阶段。在这个阶段中，细胞停止分裂、出现退化，最终死亡。但要让人类以这种方式长久地延长生命，就得把饮食限制在经常性的饥饿点上——对我们这种追求体格更大的文化中的大多数人来说，这是行不通的。抗衰老研究中，最近还有一些其他的收效，以后可以转换成抗衰老过程中更加现实的干预。尽管无人发现神话中的“青春之泉”，但抗衰老科学中有着许多很有前途的道路和十分诱人的成就。

旧金山地区一家抗衰老研究组织巴克学院的研究者们，已经发现了如何操作蚯蚓身体基因的方式，使其生命长度翻五番。这就提出了一个问题，即人类是否也有类似的基因，可以从根本上用来延长生命。还有一个很有意思的发展现象于2014年发生。当时，几个分开的研究团队（有的在哈佛，有的在斯坦福，还有的在加利福尼亚州立大学旧金山分校）发现，将处于青春期的老鼠的血液输入年纪大的老鼠体内时，年长的老鼠就恢复了青春。他们现在的任务，是发现能从年轻有机体中，把什么样的特质分离出来，引入年纪较大的有机体中。在2010年报道的其他工作中，研究者们通过重启一种名叫端粒酶的酶，大大地逆转了老鼠的衰老过程。这项工作确认了许多抗衰老研究者的假定：通过启动端粒酶保持端粒完整，细胞就能一如既往地像年轻细胞一样运作（正常情况下，端粒像染色体的一顶帽子，细胞每分裂一次都会变短）。人一成年，体内的端粒酶就关掉了，重新启用它有尚不可知的风险。不过，端粒酶的作用好像跟科学家长期以来理论研究的一模一样。

研究的另一个目标，是上述的“衰老”细胞。细胞一衰老，便发出求救信号，导致发炎。这个过程很广泛地与关节炎、心脏病、AD和很多与年龄相关的病情联系起来。巴克学院的研究者们目前正调查一种药物，希望这种药物能关闭来自衰老细胞的求救信号，从而关闭其对别的细胞释放的毒性。

在逆转衰老过程中，干细胞研究依然是一个很有前景的区域，无论这是有选择性地再生细胞和移植细胞、组织和器官，还是在身体本身恢复青春的细胞。通过最近对成人细胞重新编程之后取得的突破，已经得到证明，哪怕从很老的人那儿得到的细胞，也能转变成年轻、充满活力和精力的细胞。全世界的几支科学团队已成功地取得成人细胞，并通过引入培养的各种基因因素，诱导让这些细胞回到无差异的“多功能”干细胞，从而成为一种任何形式的崭新青春细胞。2011年，一支法国团队甚至从一位百岁老人细胞捐献者那儿，培养了多功能细胞，把成人细胞（哪怕是年龄非常大的人的细胞）转成多功能细胞，这为生长新组织和新器官的能力铺平了道路，而它跟细胞捐献者的基因又是很匹配的。这些器官应该不会显示任何衰老的征象，持续一生也不会被身体所摒弃。实际上，可为一个人添加几十年的生命。但科学家们是否终有一天知道，如何哄着我们的身体，让它制造出更多的成人干细胞，从里面来治愈器官呢？大量研究表明，这一点在我们此生是的确有可能实现的。

生命延长研究方面还有一个非常有前途的地方，那就是有些人所称的合成生物学，或通过研究其他物种衰老过程而得到的各种方式，来操纵人的基因体。NIH 研究者托伦·芬克尔领导的一支团队于 2013 年报告说，他们通过禁止一个单一基因的表现，把老鼠的生命期限延长了 20%（相当于人的 16 年）。人类衰老过程中，可能有多个基因可以对之进行操纵，而大自然中也有很多线索可以了解如何延长青春和生命。通过研究大自然，科学家们正搜集线索，了解其他物种的衰老发生情况（或不发生情况）。一旦发现，就可能潜在地转换成人类抗衰老疗法。

有些物种，如仙人掌一样，名叫“水螅[1]”的水生生物，根本就不会衰老。还有一种水母，实际上会从一种成熟状态，返回婴幼状态，完全逃脱自然死亡，除非被某一捕食者杀死或在某次事故中丧生。科学家们正对这些动物进行研究，以便打开与青春和长寿有关的

[1] 水螅（hydra）：多细胞无脊椎生物，体长一般为几毫米，多见于海中。

机制之锁，希望改变人类的基因体，模仿这些有机体使用的策略。埃德·勒吉斯和乔治·丘吉尔把这种过程称为“基因数据开采过程”。一旦把其他有机物延长生命、延长青春的基因（如水螅）分离开来，下一步就是把它们的DNA片段取出，插入人类细胞中，从此成为人类基因体的一部分。这听起来可能有点儿奇怪，但科学家已经通过插入其他物种的基因，成功地改变了某些动物的基因体。闪着亮光的狗、猴子、猫、兔子，以及其他许多物种，都进行了基因工程处理，以表现水母的基因，因其可以使动物在黑暗中闪光。

把基因从一个物种剪接到另一个物种，目前看来貌似很安全，但伴随而来“可恶因素”，让很多人退避三舍。然而，我们应该记住，这种科学尚处婴幼期。目标是把特定的基因驱动过程分离出来，找到把这些过程引入人体的方式。如果科学家们能够找出防止水化物衰老的东西，就可能有一种安全的方式，把特定的基因插入人体，或通过其他方式，开始人体中的那个过程。到时候，容纳其他物种基因的人，就会成为科学家们所称的“嵌合体”，而我们可以预见到生物保守主义者对这种做法持有极大的保留态度。很可能，未来的人类不仅会拥有不计其数的人工身体部件，而且还拥有从其他物种取来的基因材料。这就使得“人”这个概念更难定义了，因为人类的特征再也不是纯粹的人的基因体了。另外，一旦科学家们识别了值得拥有的分子过程，他们就可能通过其他不需要改变基因体的药物或其他干预方式，重新在人体创造它。我们这个星球上植物生命和动物生命的种类惊人地广泛，可能有无计量的丰富基因，最后让人类得益——这只不过是又一个迫切的理由，要保护自然环境、要防止物种濒危罢了。

基因操纵、输血，以及干细胞治疗等，在解决衰老问题方面，都是些相当错综复杂的手段。人们可能要问："我们干吗不找一种药物，延迟衰老过程呢？"正好，在接下去的几年中，我们大家都可能采用某种货真价实的抗衰老药物。目前，有几种抗衰老药物正在试验之中。瑞士药业巨头诺华（Novartis）正在研制的一种最为知名，它是一种细菌的衍生物，是从一种土壤取样中分离出来的，该土壤取样（居然）来自复活岛上的一座雕像下面。这个衍生物名叫"雷帕霉素"（西罗莫司），其发现者是巴基斯坦裔美国人苏伦·色哈尔。

20 世纪 90 年代，色哈尔发现，雷帕霉素不仅含有抗真菌特质，而且能抑制免疫系统。1999 年，美国食品药品监督管理局批准该药可用于移植病人。从那时起，人们发现雷帕霉素有越来越多的用途。现在，该药已获批，可用于治疗某些肾癌、肺癌和乳癌，而且还经常用于心脏支架的涂层，以防止瘢痕和进一步的动脉阻塞。过去 10 年中，研究者发现，该药能延缓许多与年龄有关的疾病的发作，如心脏病、癌症和 AD，而且似乎还能防止正常衰老的迹象。尽管事实表明雷帕霉素能抗衰老的工作是在老鼠身上做出的，但其发挥作用的方式，好得几乎让人难以置信。经证明，该药能防止"多种不同器官系统"中与年龄相关的变化。这表明，它能以根本的方式影响全球的衰老过程。接受了雷帕霉素的公老鼠，寿命比未接受鼠长 9%，母老鼠更长，为 14%。尽管这并非永生不朽，但若把它换算成人类的生活岁月，那就等于是一位 60 岁的女性可以期望活到 95 岁。

雷帕霉素在人体中产生的状态与限制卡路里摄入的情况相似——这是推迟哺乳动物衰老的最佳方式，也是最万无一失的方式。雷帕霉素分子能把控制新陈代谢和生长的细胞通道向下调节。药物诱使这条通道进入一部分的冬眠状态。如此一来，细胞就开始清除过去分裂造成的垃圾、回收旧的蛋白质、储备精力，就像处于卡路里限制状态时所做的那样，而不是分裂并吞没精力和营养物。其结果是，衰老被延缓，也不用受忍饥挨饿之苦。不过，如果服用大剂量，就会有负面影响：雷帕霉素抑制免疫系统，而这是你不愿在老年人身上做的事，因为他们的免疫系统已经受到了损害。诺华要想把这种药当成一种抗衰老药来开发，前述情况可能就是一个硬伤，但在2014年的圣诞节前夕，《转化医学》杂志发表了一篇具有分水岭意义的论文。该论文介绍了澳大利亚和新西兰对人体试验的结果，发现如果使用小剂量的话，雷帕霉素的衍生物依维莫司实际上能够改善老年志愿者的免疫反应。雷帕霉素的种种优点仍继续在老鼠研究中体现出来，科学家们希望，这些优点最后会转化到人类疗法中。在老鼠身上，发现用药后，能扭转心脏衰老、降低与年龄有关的骨质疏松、关闭与衰老相关的慢性发炎问题，甚至扭转AD症状，而这是任何其他药物都无法做到的。

写作本书时，雷帕霉素的希望呼声很高。诺华向前推进，要进一步进行试验，还有一项研究正考察雷帕霉素在宠物狗身上的应用。现在尚不清楚的是，FDA是否会批准该药为严格意义上的抗衰老药，因为FDA并不把衰老归类为疾病。但很难想象，如果某种药物可以有效推迟衰老，却不将该药广泛推广应用。有可能的是，任何出现与年龄有关病情的早期征兆者都能通过医疗保险来获得该药。当然，有钱人就算没有医疗保险，也能购买该药。

正在开发中的还有其他抗衰老药，其中包括治疗糖尿病的药物二甲双胍，这种药也延长了老鼠的生命。其他药物的目标对象是与年龄相关的特定变化。丙麻葛兰麻（bimagrumab）这款药，针对的是随着老年而来的肌肉损失和全身衰弱，现在也在进行临床实验。还有一些药针对这样一些过程，如膝盖失去软骨和其他关节。还有一个新型药物，名叫“森诺利提克斯”（senolytics）。它能摧毁衰老细胞，使人体摆脱加快衰老过程的遇险求救信号。已经上市的一种药物，是抗癌药物达沙替尼，销售时用的商标名是 Sprycel。

很有可能，我们中的许多人，很快就能服用各种药物，将我们的正常生命时长或健康时长延长 10%~20%。考虑到当代人对健康状况重视下可能将出现的巨大好处，这个增长的比例十分可观。我们只是刚刚才开始看到，今日的年轻人和中年人因为不抽烟、只吃健康饮食、多年定期锻炼身体，而使因衰老造成的慢性退行性疾病更进一步地下降。这些因素可能会使死亡的平均年龄引人注目地陡升，我们只能等到这两代人到了老年，才能准确地加以预测。除此之外，很大一批人到了中年就开始做服用降低胆固醇药这样的事。其在将来能获得怎样的长寿福利，是谁都不知道的。今日，婴儿潮一代的祖父祖母、外祖父外祖母一代人，已经比他们的父母活得久，尽管他们之中非常多的人都抽烟，吃高脂肪、高含糖量的食物，而且几乎从来都不锻炼身体。看起来，我们今天好像正处于生命延长和健康延长的“完美风暴”的中心，而今日健康意识极强的这几代人，活到的年龄，甚至都可能超过目前的预测。

地平线上还是有一片乌云的。今日，长寿的一个主要障碍就是肥胖症。必须认识到，肥胖流行病将缩短上百万人的生命。我们现在都知道，我们一生所做的生活方式的选择，对我们如何衰老、如何死亡等，都有着可知可感的影响，而体重过重就会以多种方式加速与年龄相关的变化。幸好目前正有人在研制有潜在疗效的肥胖病治疗方法。

在消除肥胖病方面采用基因疗法，虽然意义重大，如第一章所谈到的那样，这类干预方式在抗衰老学方面，还只是“冰山才露尖尖角”。在彻底延长人类健康周期的长期潜在效应方面，我们还几乎连蹒跚学步都谈不上。大多数专家都会说，接受今日的抗衰老药和其他治疗的最大好处、最有利的条件，就是能够活到足够大的年龄，亲眼看见下一代的技术，把我们的生命不止是延长几年，而是延长几百年。如雷·库兹威尔与人合著了一本书（2005年出版），书名是《神奇之旅：活到永久》。他和其他人都相信书中树立的一个目标，是今天尚在人世的人都能够达到的。据库兹威尔说，一旦生物科技和纳米技术革命真的发挥作用，人类的寿命就可以达到几百年了。并不是所有的人都相信能够达到，而相信能够达到的人中，也不是人人都觉得这个想法很好，但极为长期的健康周期的这个想法，很快就获得了进展。

奥布雷·德·格雷也许是世界上最知名的抗衰老药的鼓吹者。这位头扎马尾辫，蓄着长胡子，说话直截了当的英国老年医学护理研究员，毫不羞愧地把衰老称为一种疾病。他认为，只是把焦点放在衰老带来的疾病上，而不是放在造成这些疾病的衰老过程上，这是很无成效的一件事。在2014年的一次采访中，他告诉来自网刊《主板》的吉安·沃皮彻里说："老年病其实不是病，而是衰老的各方面、活着的副作用。如果你想把它们治愈，那你想治愈的东西，首先就得还是活生生的。"德·格雷认为这句话的意思是说，正常衰老的效应，虽然不是所有，但有很多都是作为正常人新陈代谢的副产品而造成的。众所周知，细胞新陈代谢不可避免地会产生有毒分子，并错误地折叠起蛋白质碎片，把人体的细胞和组织黏结在一起。随着时间的推移，人体将其清除的能力会越来越小。氧自由基是最为人所知的始作俑者，但也还有很多其他的犯事者。德·格雷建立了SENS研究基金会，推广对衰老机制的研究，并在2007年出版的《结束衰老》一书中，概要地叙述了他的衰老理论。所谓"SENS"，意即"Strategies for Engineered Negligible Senescence"（处理细致衰老的战略），而德·格雷识别了他所认为的七种衰老原因，这七种原因都可潜在地进行干预。他的衰老理论并非不具争议性，而他也没有明确证明该理论是准确无误的，但这个理论简要地叙述了他和其他一些科学家认为重要的研究目标。德·格雷的七种衰老原因有：细胞外垃圾（细胞之间的蛋白质碎片和其他残骸）；细胞老化（细胞的磨损和死亡，以及因"有病的"老化细胞而造成的发炎）；细胞外交叉连接（把细胞连接起来的特别蛋白质之间有太多黏结和不合适的黏结，使得组织僵硬、脆弱）；细胞内垃圾（细胞内的氧自由基和其他残骸）；线粒体突变（细胞核心之外基因材料中的突变或错误）；造成核心突变的癌病（细胞核心 DNA 的突变或错误）；还有细胞损失，而这种损失会导致组织萎缩。

德·格雷对他的七种衰老原因，一一提出了理论性的干预。他还特别强调，衰老本身并不能简单地与年龄相关的疾病画等号，而是造成疾病的实际原因。他认为，为了阻止衰老，如果不能解决所有原因的话也得解决其中大部分原因。如果只对一两种原因进行干预，那效果就很有限，但如果对所有七种原因都进行干预，人们从生物学的意义上讲，就可以在 1000 年或更久的时间里，永远保持 25 岁。2005 年，德·格雷预测，我们离激进的生命延展，大约只有 25 年之遥。只有时间会告诉我们，这个预言是否能够实现，但对总体的抗衰老科学持积极态度，还是有很好的理由的。

抗衰老科学一向被认为是一条铺满破碎之梦的小道，现在则走上了坦途，成了主流，因为婴儿潮这一代人的市场有 7700 万消费者，这几乎可以保证这种努力会获得丰厚的利润。在德·格雷首次提出他的种种预测后的岁月中，诺华和葛兰素史克股份有限公司这样的药品公司巨头开始真的往抗衰老药品中大量投资。现在，庞然大物般的技术公司谷歌也进入了这场游戏。2014 年，它发起了卡里克实验室（Calico Labs），并与艾伯维药品公司合资，投资 5 亿美元，开发人类长寿和抗衰老研究。事实上，人口压力，如全世界人口老化等问题，都可保证让抗衰老研究飞速发展起来。现在，不仅仅是私人行业对寻找抗衰老疗法感兴趣，政府也有既得利益，需要保证老年人身体健康，尽可能久地延长工作寿命，以避免数额惊天的保健费用和到了时间应该发放的上百万老人的养老金的费用。

要想真正理解这场已经启动的长寿革命，以及它对社会的意义，我们必须忘记我们关于衰老的几乎一切知识。体衰多病的老人坐在安乐椅里，沉浸在对往日的回忆之中，这样一种景象与我们大多数人将知道的衰老体验毫无相似之处。即使我们生活的时代没有额外的医学创新，也已经就是那种情况了。但是，过去几十年的研究已经创造了一种动力，特别是当现在各种技术开始交汇，这种动力最后会成为一种新的范式：不用一个个地对付疾病，而是成功地保持健康和青春。

最急剧的进展，可能会来自纳米医学领域，或纳米技术在医学领域的应用。纳米医学是一次大跃进，比常规医学更为先进，因为它起作用的是分子层面。在这个层面上，原子与蛋白质、DNA、酶、氨基酸（我们细胞中的机械）等分子相互作用。我们说的是能够进行控制和操纵的分子，其宽度是人的一根头发的千分之一到万分之一，而这个领域几乎无所不有，既是化学，又是生物学、物理学、计算和机器人技术。纳米尺寸的药物和机器人可以轻而易举地穿入细胞和组织，在那儿对极细微的目标发起攻击。K. 埃里克 · 德累克斯勒 1986 年出版了一本具有开创性的书，书名是《创造的引擎：纳米技术时代的到来》。据他观察：“使用解剖刀和药物的医生不能修理细胞，就如使用鹤嘴锄和一罐子油的人，不能修理一只精密手表一样。”这是常规医学的根本局限性，因为我们因得病和衰老而出毛病的部位本身就是细胞。绝大多数药物被人体吸收后，只不过是漫无目的地游荡，直到撞上某个分子才会生效。它们只能通过这种偶然的方式产生效果。再者，事实上大多数医生都不知道这些药物如何发挥作用——他们只知道这些药物有时候会起作用。

科学家们通过纳米技术，正在设计特殊的分子，准确地针对人体中经过仔细识别的分子。我们已经从一个医学上碰巧成功的时代，进入了一个有意识设计疗法的时代。这个时代肯定会比常规现代医学笨拙不精、只能部分取得成功的时代要有效得多。

生物医学研究者研究抗衰老时，经常会受到一种批评，即他们之中有些人有一种倾向，喜欢把对医学治愈法的寻找，降至工程技术问题。基本的医学研究所关心的，是如何识别疾病的原因，而工程技术的做法，则关心达到某种意图中的结果，如矫正某种反常的过程。但这种做法既然能在化学工程师、生物工程师、电脑程序设计员、数学家和人工智能专家那儿得到推广，也许并不太差。抗衰老方面最激进的理论，可能会得益于工程技术的做法。我指的是德累克斯勒和其他人拟议的一种可能性，即在可见的未来，我们可以注射微细纳米机器人，它们在人体巡逻，寻找癌症、DNA 突变、蛋白质的过度互联，以及大量其他的身体故障。这些机器人都可按健康细胞结构上呈现的样子的蓝图进行程序设计，然后摧毁“无法修复”的细胞，如癌细胞，并修复可以拯救的细胞，使其重返健康、青春的状态。它们即使不能解决 K. 埃里克·德累克斯勒的全部理论性衰老病因，也可解决其大部分病因。

让细胞重返青春状态后，我们就可修补组织、器官，甚至我们的全部身体，让它回到青春、健康的状态。我们不用等到身体得病、衰老、出事之后再试图解决问题，而是可以定期接受纳米机器人的注射。它可以修复任何与年龄有关的损坏，让我们永久地保持生理青春。工作做完后，这些机器人本身就会溶解消化，其副产品会通过尿液排掉。造成疾病的原因，一般都是大量故障产生的结果。如能让人体保持“幸福的”分子和细胞健康状态，那似乎要比扭转损坏现象，但却可能造成上千种连锁反应简单得多，也容易达到得多。虽然病人都不一样，但是人体的健康细胞都有着同样的 DNA。举例来说，纳米机器人由于尺寸极小，可以修剪 DNA 受损的序列——根据我们细胞应该看上去的那种健康基因蓝图来重新打造其序列。

这项技术十分惊人，但一点儿都没有魔力。纳米医学的工作原则实际上相当简单，那就是把对细胞修复的任务细化到处理最细微的部分，有条不紊地一个个加以对付。

德累克斯勒接着说出了几个已知的生物过程的名字，这些过程已经得到自然证明，是纳米机器人能够模仿的。首先是进入细胞和组织，经另一种过程的证明，这是有可能的，因为白细胞在这个过程中离开血流，进入组织。病毒进一步证明了这个过程，因其有能力进入细胞，产生破坏，而纳米机器人做的正好相反。其次，纳米机器人通过触摸，就能认识分子目标，这是免疫系统中的抗体已经能够做到的。纳米机器人可以拆卸错误的基因、氨基酸链和其他“断裂的”机械，就如消化酶能消化我们吃的食物一样。最后，纳米机器人能重建分子，就像细胞复制时所做的那样，也能像细胞分裂时自然所做的那样，重新组装细胞。除此之外：

> 通过一个个分子和一个个结构开展工作，修理机器人就能修复所有细胞。通过一个个细胞和一个个组织开展工作，它们（在更大装置的协助下，如有必要的话）又能修复整个器官。通过一个个器官在整个人体工作，它们可以让人恢复健康。

德累克斯勒提及的更大型的装置，是体外电脑。纳米机器人自己也有可编程序的微电脑，可通过人体内已有的自然发生化学物来驱动。纳米机器人偶尔也需要检索更多信息，而不仅仅是其机载电脑上储存的信息。因此，它们可与大型电脑进行无线通信。

纳米机器人的归巢过程看起来简单，但其实不然。它们先要读取来自我们健康细胞的 DNA 蓝图，然后对一组组细胞进行比较，看是否能发现异常现象。一旦发现便跟踪目标，将其击溃，然后根据蓝图重建分子机器。这样，纳米机器人就能在心脏病发作后，以健康心脏组织来取代疤痕组织，并能修复互联蛋白质，从而解决德累克斯勒所说的一种病因。尽管德累克斯勒没有说纳米机器人会使我们长生不老这样的话，但他的确认为，纳米机器人会帮助我们活很久，从保持身体健康和精力充沛的态势。

纳米医学基于的理论是，如果分子成分（包括原子）都能正确地加以排列，它们就会执行让人恢复健康的功能。很有可能的是，这个理论再进行研究，就会证明不行，但截至目前，还没有研究能够加以否定。第一批纳米治疗将瞄准癌细胞，接着是针对特定疾病的疗法。接下来，如果一切正常，我们就会进入新的范式，把健康和青春保持很长一段时间，可能几百年吧。有些观察家认为一个世纪内，科学家还不足以做出必要的研究来实现这个愿望。不过，德累克斯勒、库兹威尔和其他人都指出，很快，人工智能或超强电脑就会出现，把研究速度提高，要比科学家们费尽心力才能完成的速度高许多倍。例如，库兹威尔说："过去把 HIV 排序，要花 15 年，（但我们在电脑的帮助下）给 SARS 排序，只花了 31 天。"在不久的将来，机器涉及纳米机器人，将比科学家快得多，也有效得多。

尽管许多人对激进生命延伸都持怀疑态度，但我们已经深深地进入了一场生命延伸的革命之中。它被叫作"现代医学"。接种疫苗、抗生素、癌症治疗、分流手术——所有这些都把生命延伸到大大超过了一个世纪前被认为是"自然的"生命期限。显然，自然寿命这一概念一直在改变。直到目前为止，它改变得相当缓慢，但随着时间的推移，它将大幅加长。在罗马帝国时期，平均寿命约为 25 岁，能活到 50 岁就算老了。今日，我们把 25 岁死亡视为悲剧，死得太早、太令人震惊了。到目前为止，我们不断延长的生命期限，对社会并未造成破坏作用。恰恰相反，社会适应性很强，因为这个变化并不是在一夜之间发生的，而且一直有先进技术伴随，使得年龄增大的人口具有可持续性。很可能，我们的生命期限会呈增量延伸，而且不会中断，但也有可能在前所未有的新医疗技术的力量下，我们在一生中亲眼看到长寿的根本飞跃。这样的飞跃要求社会做出重大的调整，包括重新定义“老年”一词。我在本章后半部分会考察其中一些可能的调整，但首先，我想探讨一下一个很少为人承认的生命和健康延长的原因，它被诺贝尔奖获得者、经济学家罗伯特·W. 福格尔及其同事，也是经济学家的多拉·L. 科斯塔称为“技术性体格进化”。

1997年，福格尔和科斯塔在对过去300年的长寿增长进行了一项极为独创的研究之后，发表了他们的成果。根据其论文《技术性体格进化理论，及其对预测人口、健康成本和养老金成本的影响》，福格尔和科斯塔对大量历史资料，包括战时征兵记录和人口普查记录，运用了经济理论和统计分析，然后与过去300年中健康、人体尺寸和长寿记录相关联。他们最重要的观察是，食品生产、制造业、交通、贸易、通信、能源生产、医药、卫生服务，以及空闲时间服务等方面的技术进步，促成生命期限的翻倍和经济生产力的极大提高。福格尔和科斯塔在该文的导言中写道：“过去300年中，人类生理学一直经历着深刻的环境引发的变化。这些变化之所以成为可能，是因为技术有了不计其数的发展。我们称这些变化为‘技术性体格进化’，已把人体尺寸提高到超过了50%，并极大地改善了生命器官系统的活力和能力。”他们断言，技术进化仍在进展之中，其产生是

“技术和生理改善之间的一种协同作用，从而人类产生了一种属生物性但非基因性，发展很快，可通过文化进行传播，而且不一定很稳定的进化”。

福格尔和科斯塔的分析中，甚至还考虑了子宫中的情况，以及孕妇的健康和营养状况。他们不仅描述了低级卫生程度和高度传染病状态的历史病况，而且还描述了导致矮化生长、成年时更多疾病，以及低生产率等的慢性营养缺乏。由于这些病况，欧洲人和美国人与现代人相比，个子小得多。例如，1790 年，30 岁的普通英国男子，体重仅为 134 磅，而普通法国男子体重仅为 110 磅。按现代标准看，这些人个头相当矮小，也不健康得多。人口中最穷的 20% 长期营养不良，因此无力工作，这就说明了为什么五分之一的人口都是乞丐。

有一种相当普遍的错误看法认为，现代的老年人与前辈相比，都活在一种与年龄更相关的生病状态中。事实上，18 世纪和 19 世纪那些发育不良、营养不良的人，健康问题要多得多，包括与年龄相关的病情，如心脏病，而且对当时的传染病的抵抗力也弱得多。福格尔和科斯塔写道：“1822 年至 1845 年间出生的青壮年，即使历经童年期和青少年期致命的传染病而活下来，也不像有些人说的那样，比今天他们的同龄人更能摆脱退行性疾病，反而是更受病痛的折磨。”19 世纪的老年人中，心脏病的普遍程度约为当今老年人的 3 倍，筋肌劳损疾病和呼吸道疾病的普遍程度约为现在的 1.6 倍，而消化道疾病的普遍程度几乎是现在的 5 倍。福格尔和科斯塔认为，中年和老年高发病率的原因，是因为胚胎期和童年时期长期发育不良的结果。

长期营养不良，生活条件不好，其结果就是产生一种恶性循环，深刻地影响到个人一生的健康。他们说："大多数器官的基本结构很早就坏掉了，有理由由此而推断，发育不良的器官会比发育良好的器官崩溃得更早。"他们指出，矮化生长和营养不良都可能"与构成这些器官组织的化学构成中的变异有关，与薄膜上电的传递质量有关，与内分泌系统和其他生命系统的功能有关"。许多儿童都因在子宫内缺乏营养，而在婴儿期和整个童年遭受了永久性的神经损伤。营养不良与其他很多病情都有关，其中包括内分泌系统功能受损、心律失常，以及退行性关节病。

福格尔和科斯塔把每日消耗的卡路里数量，与身高、体重和健康状况等相关联起来，并估算说，普通成人每天需要 500 卡路里，这样才能支持消化以及更多功能，对传染病做出免疫回应。即使那些能工作的人，工作精力也不是很多。不过，由于有了更好的营养、更暖和的衣服和住处，以及技术引入的其他改善，1790 年至 1980 年间，生命期限翻了一番，普通英国工人的工作效率增加了大约 53%，在健康和繁荣两方面形成了一种良性循环。

马上快进到了今天。生活在工业化国家和一些发展中国家的人，与他们之前的人相比，要高得多、重得多、健康得多，生产力也高得多。减少早期营养不良、传染病和穷苦的生活环境，也是长寿的一个重要原因。现代技术和生活条件，加上能够享受更好的药品，才刚刚开始收到长寿的成效。再加上讲究健康的营养、少吸烟和经常锻炼身体（大部分原因是工人阶级有更多闲暇时间），我们就可以保证技术性体格进化还会大展宏图。

由于福格尔和科斯塔于 1997 年发表了合作论文，常规医学方面已经发生了大踏步的进展，还不说生物技术、人造器官、移植体、再生医学、药物和广泛的延寿技术等，它们都大大加速了技术性体格进化的发展。但是，他们的发表结果中清楚地表明有一个教训：我们不能因聚焦生命的晚期而牺牲生命的早期。非常深刻而又重要的是，我们要给每一个婴儿和儿童提供足够的营养和好的生活环境（例如，不含铅的环境），如果我们想随着人口老龄化而不想承受疾病的沉重负担的话。

还有一个重要的信息是，人类很久以前就开始通过加强控制其环境，而设计控制其自身的进化。“文化传播”的进化发生的速度，要比生物学进化快得多，对长寿有着非常明显的影响。这很好，因为生物学进化几乎不在乎我们是否能够长寿。它其实只关心让我们活到生育年龄，帮助我们生活得足够久，以便养家糊口。基因决定其长寿者，在养家糊口方面并没有特殊的优越之处，因此在基因库中也不占特殊地位。看来，是否延寿，是否延长健康期限，要看我们怎么办了。而我们早已上路，向着大规模改善的方向前进。

反对延寿技术的最常见的一个反对意见似乎是，正在崛起之中的科学，好像在“扮演上帝”。虽然我们在这场冒险中的确处于未知领域，但很难明白为什么以基因疗法来治疗疾病和衰老，会被认为是扮演上帝。这跟通过接种疫苗来治愈传染病又有何区别呢？如果不接种疫苗，传染病早就把几百万人从基因库中移除了。凡是反对让人类掌握其进化的人，如果他们想保持一致的话，就得反对过去 300 年来的技术性体格进化。

我前面提到了我的看法，认为当前对待衰老的态度，可能基于已经过时的滞定型。它所基于的是广泛传播的一种错误观念，认为我们日趋老龄化的人口，年龄日益老化，能力愈加降低，并认为老年是寂寞、不幸的时候，而认知衰落也是不可避免的。2013 年，皮尤研究中心做了一项问卷调查，想确定一下美国人对待激进延寿的态度，最后相当谦虚地将其定义为能活到 120 岁或更久即可。56% 的问卷调查者回答说，即便给他们这个选择，他们也不愿意拥抱激进延寿。据该项报告描述，美国人对激进延寿前景的反应，是“既模棱两可，又十分怀疑”。只有 27% 的人认为，120 年或更久的生命期限，会在 2050 年发生。还有几乎三分之二的人认为：“预期寿命越久，我们的自然资源可能就消耗得越多。”然而，那些对问卷调查做出回应的人，对延寿科学也很不了解。只有 7% 的人听说了这门科学或看过很多这方面的资料，有可能愿意延寿，而 54% 的人对此一无所知。38% 的人说，关于激进延寿，他们听说过一点儿。虽然大部分问卷调查者都想活得比当前的寿命中值（78.8 岁）要长一点，但只有 9% 的人愿意选择活过 100 岁。我强烈地感到，假如大多数人的前景是能活过 100 岁，而且既健康又充满活力，那他们的想法可能会不一样。现在的情况是，就连我们今天关于衰老经验的看法，也是充满了谬误。

如上所述，在整个人类历史上，老年是体弱多病的风烛残年——

尽管不是每个人，但对很多人而言都这样。生活在过去的人，即使是年轻力壮、身体健康，生活也不是一帆风顺的。体弱多病，活得再久也没多大活头。除此之外，退休后的养老金和社会保障网都是现代的发明。更早的时候，普通人年轻气盛时就得依靠亲人眷属有限的资源。老年的种种疾病，都没有有效的药物治疗，而传染病的散布却很猖狂。老年人死于肺病和今天很容易治愈的一些其他感染，是相当普遍的，但在 19 世纪，美国人提到肺炎就说，那是“老人的朋友”，因为这种病很容易中断其他老年病引起的痛苦。几百年来的传统智慧支持这样一种观点，即老年是体弱多病的风烛残年，因认知能力降低而更加糟糕。这在现在对一些老人来说也是如此，但整个局面正在快速变化。只是到了最近几十年，学者们才开始系统地研究衰老问题，而今天老人的情况要比过去的预言好得多。

对过去时代的普通人来说，男男女女的生命都建立在体力劳动、辛苦劳作的基础之上。今天，技术和工业化把人类生命改变并丰富到这样一种程度，老年人不仅比过去更加与世界接轨，而且通过互联网和总在寻找志愿者的欣欣向荣的非营利行业，做自己感兴趣的事情。即使身体方面受到限制的人，如果愿意的话，也能深度地参与生活。但这不是对衰老问题感到更加乐观的唯一理由。哈佛大学研究衰老和健康问题的经济学家戴维·卡特勒最近做的一项大型研究表明，我们不仅延长了我们的生命期限，而且也延长了我们的健康期限。

卡特勒医生及其同事，对 1991 年至 2009 年几乎 9 万人的医疗照顾保险者的数据进行了检查。他们发现，老年人的健康有明显上扬的趋势。他还确认了老年医学家在过去几十年中一直观察到的一个现象，即他们称之为“生命曲线矩形化”现象。“实际上，”卡特勒医生说，“我们身体不健康的时期，正被压缩成生命终结之前那段时间。因此，从前我们常看见的那些人，在最后六七年里病得很厉害，但现在这种情况就很不常见了。人们活得更久，而我们增加的是健康的岁月，而不是虚弱的岁月。”

研究已表明，从医药角度讲，生命的最后几个月花费最昂贵。人们在生命最后几个月中的医疗花费，可能会比一生的总和都要多。这主要是因为他们病危时，为了能让他们多活几天、几周或几个月，需要强化技术，而做出的英勇的努力。如果有人需要使用养老院的护理，那费用就特别高昂。但据卡特勒说，由于有了更好的医疗情况，过去让人一蹶不振的很多病情，现在早已不存在了。他举的最突出的例子就是心血管疾病。由于有了心脏搭桥手术和降胆固醇药，心脏病的发作就不那么频繁了，而一旦发作，现在的人也比过去恢复得快得多。卡特勒还提出这样一个事实，即现在的人比过去受过更多教育、更了解健康，以及知道如何防止或推迟与年龄相关的病情。虽然今天年纪很大的人不会活到能够亲眼看到激进延寿的年龄，但他们有可能独立地生活，健康尚可地一直活到生命的终结，这已然是我们大多数人热切盼望的一个目标了。鉴于传统医学大踏步地向前迈进，我们可以很有信心地认为，随着医学即将经历的一场革命，激进延寿很可能不仅延长生命的岁月，而且能使这些岁月更加健康，更加充满活力。

有一种关于老年人的滞定型的看法，很可能是美国人为何对激进延寿缺乏兴趣的一个原因——这个看法就是老年人孤独、忧郁、不开心。不过，有大量研究表明，老年人不仅跟年轻人一样开心，实际上还要更开心。这也许有点反直觉，但做的大量心理研究发现结果是前后一致的。人越老，生活体验越趋于积极，更能处理消极的事。他们能从社会关系中获得更多满足感，也更会解决人与人之间的冲突。他们比年轻人更能调节情感，而且情绪也比较稳定——所有这些都倾向于确认“人老智慧多”这种看法，还是有几分道理的。

长期以来，著名心理学家劳拉·L. 卡斯滕森一直在研究老年人的精神健康问题，并开发了一种理论来解释这个现象，称为“社会情感选择理论”（SST），又名“生命期限动机理论”。卡斯滕森就像其他很多研究者一样，认为老年人是否态度更加积极，这关乎动机问题，关乎其是否决定把注意力指向更积极的信息和经验。简言之，老年人一般偏向于积极。有些研究者建议，这一现象是认知衰落的迹象，表明有需要聚焦在更简单积极的事情上，但卡斯滕森的解释却不是这样，而是围绕着我们关于时间地平线的看法。她说：“SST 与其他生命期限理论的区别在于，其主要焦点关注的是观察时间地平线的动机后果。”换言之，我们的心理习惯无论积极还是消极，都受限于我们自认为在自我生命期限中所处的位置。

卡斯滕森通过研究不同年龄的人报告的每日感情，发现老年人产生的积极情绪与年轻人一样频繁，但老年人的消极情绪比年轻人少得多。貌似老年人更善于把消极的事沉思默想一番之后，便放下包袱，继续前行。除此之外，卡斯滕森还识别出这种原因的内核——一生都聚焦如何获得知识，现在则转移到如何聚焦调节情感。能否做出这种转移，在很大程度上要取决于如何看待一个人的剩余岁月。

人年轻时，常认为自己的剩余岁月是开放式的，因此聚焦于尽可能多地获得信息。卡斯滕森写道："他们试图扩展他们的地平线，获得知识并结成新的关系，千方百计地想要获取信息。"老年人认为自己的时间地平线较短，因此选择获得情感的满足。卡斯滕森说，"他们比较可能对可靠的事物进行投资"，而这意味着加深他们已有的关系，并品味生活。

有些生物保守分子，如列昂·卡斯和丹尼尔·卡拉汉，则很强调这个品味生活的生命阶段，这个阶段且因感受到时间正在飞逝而变得更加甜蜜。他们对活得更久，以及死亡越来越小的重要性感到惊恐，预言说如果生命大大延长，其价值也会大大降低。但不得不问一个问题：假如我们有年轻人喜欢收集信息的心态，同时又有老年人情感满足的聚焦，而且这种经历能在生命中持续很多年，那怎么办？是否会因为我们短暂生命的局限，想象不到会有新的生命阶段呢？

卡斯滕森、卡斯和卡拉汉等人认为，人们生命即将终结时，会在很大程度上受到这种前景的影响，这种直觉的有效性是不可否认的。卡斯滕森写道："在几项研究中，我们已显示，年轻人的存活时间如果缩短，所表现的倾向会与老年人的相似；而老年人的寿命一旦扩展，他们表现出的倾向也跟年轻人的相似……当情况出现一种生命脆弱感时，无论年轻人还是老年人，都更愿意追求有情感意义的经历和目标。”这表明，让人们享受两种视觉，也许同时享受，不是没有可能的。极度漫长的生命，是否会让那些成功获得情感稳定和智慧的人继续追求新知识呢？往这个方向走的人，能为社会、文化、政治和教育做出什么贡献呢？

2013年，弗洛里安·西米德克领导的一个德国研究团队发表了一项研究结果。该研究考察20～30岁的人，与65～80岁的人相比，在近似工作的任务下的总体认知绩效。他们的调查结果又打破了一个滞定型，即老年人工作效率低。对200多人进行试验后表明，老年人不仅情感更稳定，而且一天中和每天的认知表现，都比年轻人恒定。西米德克博士解释说：“进一步的分析表明，老年人之所以更恒定，是因为解决工作任务的习得策略、动机水平一直都很高，日常工作很平衡，而且情绪也很稳定。”

另一位德国研究者，即马克斯—普朗克研究所的艾克赛尔·博西-苏盘，通过对汽车工业工人的研究证明，年轻人犯的严重错误可能大大超过老年人所犯的。博西-苏盘说：“总的来看，老年雇员的生产力和可靠性都比年轻同事的要高。”这些消息都很好，它再次说明了工作场所的年龄歧视是多么没有意义。

那老年人的一般性认知衰退又是怎么回事呢？大家都知道，记忆力衰退是对老年人最大的打击，其最明显的表现就是典型的“老人时刻”，或搜索某字时突然出现的大脑冻结现象。是这样吗？不计其数的研究都表明，老年人进行信息处理时速度降低，回忆大脑储存的信息时也较忙。直到最近为止，很少有研究者停下来问个为什么。不过，一支由德国语言研究者组成的团队进行的一项开创性的研究，在2014年上了头条，完全颠覆了有关认知衰退的常规智慧。

老年人深受其苦的经历之一，就是那种回忆一个人的名字时糟糕却又似乎充满了什么的停顿。由于见人就要称呼其名这种社交的做法的重要性，这是令人感到最烦人，也最困窘的一个老年时刻。迈克尔·兰姆斯卡领导的语言团队，通过对年轻人和老年人的文字收复技能，运用心理测定学（对知识和智力等心理变异进行测定），就为大量数据的阐释增添了一个新的空间。他们说："心理测定学的测试，不考虑人类体验的数据偏移，也不考虑知识同经验一起增长的方式。因此，采用这些测试，把年龄组进行比较时，关于认知发展的图像就具有误导性。"换言之，把老年人和年轻人进行对比测试，并没有考虑老年人大脑中承载的更大量的信息。一旦测试把在更大的词汇量中处理文字需要时间的因素考虑进来时，回忆速度上呈现的差异就根本消失了。总的说来，"能回忆600次生日，精确度达到95%，这样的人记忆力不如只能回忆起6次而精确度达到了99%的人，这么说是说不通的"。

兰姆斯卡及其同事通过对巨大的电脑数据库进行数据挖掘，并对信息处理负担如何影响老人的回忆速度，进行了电脑模拟之后，得出了他们的结论。他们承认，常规的记忆测试表明，老年人回忆文字花的时间较长，但也显示，由于他们的词汇量要多得多，而且还有一生的经验和学习，这就对一个70岁的老者提出了挑战，而20岁的人就不会有这种负担。他们断言，记忆测试一般倾向于年轻人，因为他们的一个特点就是，经常使用常用词（也就是词汇量有限的年轻人最了解的一些词），而不使用老年人知道的那些较少使用而且不大常见的词。受试的老年人在试图回忆某个词时，必须搜索大大增加的大脑“数据库”。其中有同义词、意义相近词、经验相关词、声音类似查找词的词、发音近似词、种类有关联的词和概念，以及词义差别进行过微调的词。事实上，老年人在某些类别上的测试结果，实际上超过了年轻人，如词义的细微差别，而且词汇量也可能会比一般21岁的年轻人翻一倍。

兰姆斯卡开始研究时，对认知衰落的观点深信不疑，但当数据一次次地表明，“老年成人”的操作能力反映出有增长的知识，但不是认知衰落时，他感到吃惊。该研究团队在论文结论处写道：“开始时，我们指出，人口衰老被视为一个问题，因为人们害怕老年成人会成为社会的负担。更有可能的是，认知衰退的神话已经导致荒谬地浪费人的潜力和人力资本。”

尽管这个领域还有很多的研究工作要做，兰姆斯卡的论文似乎重新框定了衰老和认知衰落的问题。至少，未来对老年人认知操作性能的研究，必须考虑到这样一个因素，即老年人一生积累的大量信息。除此之外，社会如果想要从更多老年人那儿收获潜在的回报的话，就需要重新评估其价值观，并更强调学问增长和知识增长，以及我们称之为“智慧”的那种智力的协同形式。

本章到此为止一直讨论的延迟衰老和增加健康期限问题，只提到了我们从常规医学演进中看到的增益情况。我举证了这些演进，是为了暗示，我们在激进延长健康期限的未来世界，会期望得到什么。这些暗示与我们预期的综合技术和抗衰老药一旦成为现实及可能出现的那种革命性的社会转型相比，是极为保守的。我们将创造出的那种新型社会，可能与 20 世纪快速变化的社会—— 一个社会、经济、技术变化达到前所未有地步的时代，没有多少相似之处。一旦许多人都能活几百年，使今日只能活差不多 80 岁的生命期限相形见绌，那社会就不得不对这种存在做出大量的调整。那时，80 岁也许就会成为新的 20 岁，家庭关系可能包括许多代的同一个家庭，在相同的时间内大家都活着。我们最后甚至会认识并喜爱我们自己好几代的子孙，而年轻人也许会有一大批亲戚为其提供引导和支持。

另外，由于人们必定拥抱多种职业，在漫长的生命中，也需要好几次地上学、上大学。潜在地讲，甚至还会结好几次婚，每一次都持续很久，我们的焦点也许会超越我们年轻时制造的那种核心家庭。很有可能，我们都不认识我们所有还活着的亲戚，无论是生物学的亲戚，还是姻亲的亲戚。在《大西洋月刊》2014 年一篇题为《我们活到 100 岁时会发生什么？》的文章中，格勒格·伊斯特布鲁克认为，如果人活得很久，他们可能会围绕长期培养的友谊生活，而不是核心家庭[1]。他说:“但如果健康期限延伸，核心家庭可能被视为不那么核心。对大多数人来说，生儿育女不再是消耗一切的生活大事。生养孩子之

[1]　核心家庭（nuclear family）：一对夫妻和未成年或未婚子女组成的家庭。

后，等着来的就会是几十年的友谊。潜在地讲，这可能比充满感情，但一烧即尽的青春纽带更令人感到满足。这样的变化对社会来说，可能比工作安排或健康护理经济学意义更大。”

很有可能，未来会最终解决女性真正解放的问题。生命期限大大延伸之后，女性就会在政治、商务、文化和慈善事业上获得多得多的权力职位，因为她们早就过了生儿育女的年月。如果生育率因人口统计学的变化而急剧下降，儿童可能会得到更高的重视。如果这种情况发生，抚养孩子的工作就会受到重视，被视为它本应该是的那种关键工作。凡因生养孩子而职业生涯拖延或中断的女性都可能发现，她们的生活经验会为她们的权势增添某种独一无二、颇有价值的东西。而且，如果科学能成功地延长生孩子的岁月，妇女对是否想要孩子、何时想要孩子，以及如何抚养孩子等问题，会不会拥有更大的控制权呢?

反对激进生命延长的人中，所持有的一个黑暗的预见就是，年龄过老、人口过大，就会令社会保险和联邦医疗保险等社会安全网难以胜任，并把无法持续的负担加在必须付款的年轻工作者身上。不过，由于老人身体越来越健康，更有可能的是，我们可将工作生命延伸到 65 岁之后。即使在今天，与大众相信的正好相反，全世界不计其数的研究都表明，延长健康生命，不仅能为年龄大的个人创造财富，也能为他们生活的国家创造财富。这无疑与我们在动物研究和人类研究方面看到的情况相关——“死亡压缩”趋势。这意味着，凡是生活得更久的人，在抵达生命尽头时，身体也会一直很健康。这一现象对保健费用来说，是可以大量节约的。这一切现在依然都在发生之中。随着综合技术和激进延寿的降临，长寿红利很可能会比过去大得多。尽管不计其数的延寿批评者警告说，一旦延寿，很可能会令保健费用灾难性地上涨，但 CTs 很可能会抵消大幅度增长的潜力。当代社会的其他线索也说明，有很好的理由期待一个更和平、更遵纪守法的社会。俄亥俄州州立大学政治科学家约翰·缪勒说，老年人对战争热情较少，而既然大多数国家的人口都趋老龄化，我们可以期待一个更加和平的未来。除此之外，犯罪率也会下降，因为大部分的犯罪者都是年轻人。格勒格·伊斯特布鲁克也指出，我们也许最后可以走出我们这个购物疯狂的消费者文化。他写道：“对在健康中衰老者的神经研究表明，随着时间的推移，大脑与求赞、求赏相关的部分亮起次数越来越少。无论东西多么时髦、新样，还是富奇圣代冰激凌，老年人总的来说，都不会像年轻人和中年人那样想获而得之。荒唐、奢侈的生活方式连续数代都遭到作家和教会的谴责，但它们还是打退了一次次攻击。如果生命得到延长，那至少在这一点上会制约物质至上主义。”

试图想象世界有了激进延寿之后，我们脑子里这么想是明智的，即非常老的人，看起来年轻，感觉也年轻。比他们小很多岁的人参与的活动，他们也能继续参加。不同年龄之间的人发展出爱情的可能性会比今天更大。今天，一个 23 岁的人跟一个 68 岁的人之间，几乎没有什么共同之处可言，但随着人们开始一活就是几百年，我们可能会发现，一个 150 岁的人，可能跟一位已经 220 岁的人很相配。年龄相差很大的人之间，那种明显的社会和文化差别可能消失，而年龄歧视也很可能会减少。社会群体可能会围绕着兴趣、爱好和职业而集结起来。这些调节都很容易做到，但按照科技发展的方式，人类将面临的变化可能会激进得多。

有些未来主义者喜欢谈永生的前景，但为了这个讨论的目的，我只能假定，生物学的永生目前我们还不能达到。大自然为我的看法提供了最确凿的证据。我们都知道，任何生物学意义上的动物，都是不可能永生不死的。即使有些动物可以活很久而不必经过老年期，我们所知道的所有动物最后都会死掉。有些谈到激进延寿问题的观察家，在谈到激进延寿和永生不死问题时，似乎把二者混为一谈。有些人（如哲学家托德·梅）则暗示，如果人们永生不死，那任何生命项目都会失去其紧迫感，人们就会失去任何想要有所成就的驱动力。但即使我们的时间地平线已经永恒，想要创造更好未来的驱动力依然会在，因为我们将要在这样的未来生活很长一段时间。我估计，生命久远亦复如此。不过，反对激进延寿的还是大有人在。

哲学家约翰·K. 戴维斯撰文提到了“马尔萨斯反对观”，即反对激进延寿的观点，因为如果延寿广泛利用之后，会有糟糕的后果，如急剧的人口增加和自然资源短缺。这个观点认为，即使最后证明延寿对许多人都有利，总的来说，还是会降低全人类的福利。戴维斯在《医学和哲学杂志》2005 年发表的一篇论文中，考虑了几种可能的情况，权衡了一些人要激进延寿，一些人不要的这种社会中，激进延寿伦理的利弊。由于延寿不可避免地会影响本星球的资源，就必须把想延寿的权利与全体的利益相权衡。戴维斯考虑的一个选择，是他所说的“强迫选择”。在这种情况下，只有同意不在世上生孩子时，才能选择激进延寿，这样就抵消了对世界资源的索取。这么做的确言之有理，但它更大程度地限制了个人自由，而这是民主社会不大可能接受的。很难想象任何西方民主国家会强行侵入个人生活，以必要地保证延寿者没有子女。假如延寿者选择了放弃生育，那还可以接受，但现实是，大多数人都想要孩子。

如果我们认可，觉得马尔萨斯的反对观很合理，充满长寿者的未来世界会大受其害，人口过多，资源匮乏，还会由此而产生可能的社会不安和政治动荡，那许多人就会决定，还是不要激进延寿的好。只有在生活能满足一定的质量标准时，人们才会觉得延寿吸引人。换言之，假如马尔萨斯的世界里，生活质量降到一定的标准之下，我们就可以期望，很少有人会选择激进延寿了。如果科技能提供可以接受的方案解决人口过多问题，如让人们离开地球，到别的星球生活等，反对延寿就要难得多了。但是，激进延寿在人类还远远没有达到这种能力时，就可能会为人所利用之。因此，虽然我们可对未来持乐观态度，但我们必须根据这个资源有限的星球的实际情况，来做出我们的决定。

当然，关于激进延寿广泛影响的任何预测，都必须考虑到这样一个事实，即有些人如果给予其有意识的选择，是不大可能做出这个选择的，但如不愿选择，也应该成为一种选择方案。例如，信教的人很可能反对，如果他们相信死后天堂生活的美好，要比能在世上再活几百年更好的话。也有可能的是，有些严重疾病可能无法治愈，导致患病者不愿选择延寿。而严重的精神疾病如抑郁症等，也会使得活得很久成为一种事实上的判刑坐牢。另一些人如果失去了他们的亲人，也会选择不延寿。人们是否决定放弃选择激进延寿方案，有着不计其数的原因，然后才能再去谈马尔萨斯的那种资源减少的世界。

我们应该防止一种关心的问题，也就是这样一种可能性，即可能会出现一种社会和医学的文化，它断定所有的人都需要激进延寿。随着时间的推移，越来越多大大延长生命的治疗，都会慢慢成为标准的实践，可能会更难找到我们所说的那种“有限保健”，而这种保健可能成为某种另类医疗。假定保险公司决定不付钱支持非延寿保健，因为非延寿保健不能防止耗费昂贵的深度疾病状态。众所周知，现在经常有人不顾病人意愿，对其实施复苏术，并进行英勇的治疗，为的是延长其生命，但这却意味着给病人带来巨大的痛苦。这样的医疗文化偏见，是否也会延伸到未来？结果，即使病危的病人并未自愿选择，医生也要对他们进行延寿治疗呢？要是我们选择接受激进延寿治疗，却出了事，导致我们极为后悔怎么办？如果人们相信，死亡相较于继续活下去，是更好的替代方案，难道他们就无权死去吗？这种问题不在本书讨论的范围内，但既然我们对此目前并未取得一致意见，我们就应该谨慎从事，让人人都能自己做出回答。

戴维斯考虑的另外两种情况中，一个是暂不执行延寿，直到社会解决了伦理问题，让凡是需要者都能免费取用时再做。他假定，如果有人想延寿，但又不让他们享受，那这种行为很不公平，剥夺了他们几百年的生命。因此，他使用数学进行计算，把想要延寿者潜在失去的生命岁月，与不想延寿者生活的岁月进行对比，得出结论认为，在人类生命岁月方面，如果能让凡是想要延寿者都能享受延寿的话，那就能提供最大的利益。

在目前这个时间节点上，激进延寿背后的伦理问题，已在生物伦理学家、人口统计学家、科学家、作家和其他思想家中，受到了相当大的关注，但还是得为一般大众解释清楚。这一来问题就很大，因为人们已经在做出选择大大延长他们的生命，尽管大多数都是无意识地做出这种选择。有可能（甚至很有可能）的是：现代医学的方向会在一种又一种的新疗法中继续悄悄地滑向更久的延寿，而如果大众都完全清楚的话，并非所有人都会选择这种效应。这已经引向了十分复杂的生命终结场面，如本书前面几章讨论的那样。还可再举一个例子。请想象一位 79 岁的老人，正处于 AD 的中期，又发现患有晚期结肠癌。你看哪种方式最好：给他做手术，施行化疗，让他十分痛苦，再头脑清楚地过最后几个月，还是无视其癌症，任其发展，直至他尚未被 AD 造成严重伤害之前，夺去他的生命？我们今天还活着的许多人，无论在我们自己的死亡中，还是在我们亲人的死亡中，都会面临这种困境。既然一些最为令人崩溃的疾病都是无药可治的，那我们之中的大多数人就会选择我们终会死于的那种病。

此外，在某个节点（或多个节点）上，我们大多数人都需要就延寿问题做出选择，而这些选择的后果将变得越来越呈开放式。对我们这些好容易活下来的人来说，在接下去的几十年中，医学将为我们提供越来越多的延寿方案。现在是时候了，我们应该问问：激进延寿对个人来说是好事吗？对社会来说是好事吗？对我们生活的这个星球来说是好事吗？截至目前，我们的回答一直都是肯定的。如果情况不是如此，那就不会再有接种，也不会再有心脏搭桥了。但我们现在正处在一个时代的顶峰，这时，平均健康期限可能延伸至几百年，对资源分摊、世界经济和社会结构都提出了巨大的挑战。

2007年，《卡托解放》杂志，也就是自由意志主义智库卡托研究所的网刊，放了一个讨论的帖子，标题是《我们需要死亡吗？激进延寿的后果》。四位思想家参加了这次讨论，两位对该问题的回答是"yes"，另两位的回答是"no"，从而为延寿问题提出了某种共同的立场。

在第一篇讨论文章中，奥布雷·德·格雷说，我们之中约有90%的人是被衰老过程扼杀的。而且，无论什么论点，说到底就是我们的斗争对象是否不是死亡，而是衰老。毕竟如果不能从生物学意义上阻止衰老，那激进延寿就是一个残酷的玩笑。德·格雷也很清楚地阐明了他的立场，即阻止衰老的能力，不仅在生物学意义上有可能做到，而且也是一种道德的要求，因为它不可避免地会终结大量的痛苦。他说："我们今天已非常接近打败衰老的地步，所以衰老不再能够定义时间框了：我们越努力、越快地做这件事，就能越快地获得成功。因此，我们今天的不作为，是要以生命为代价的——很多很多的生命。"

戴安娜·西奥伯是洛约拉学院的政治科学家，她以一篇文章，对德·格雷做出了回应，该文的标题是《无年龄的凡胎》。西奥伯写道：

"科学家和医生正就晚年影响我们的疾病，在寻找治愈的方式。这一切都值得欢迎。现在，人类生命期限是122年（最大生命期限的设定，根据的是该物种活得最久的那个人）。你也许会说，我们正努力让估计寿命接近生命期限。"她后来继续很不赞许地指出，正在崛起中的科学"打开了重新设计人类生命期限的前景"。读到这里，我忽然想起122岁其实也是一种设计出来的生命期限，因为已知活得那么久的那个人，无疑也顺便得益于现代医学的福祉。毕竟，1900年，我们本来会轻而易举地把可接受的人类生命期限设定在低得多的数字，而在罗马帝国时代，还可以再设定得更低。不清楚为什么122年是可以接受的生命期限，而不是25年、150年和200年。事实上，我们要到医学穷尽了所有替代方案之后，才会知道人类生命期限的真正限度何在。

西奥伯也不明说为什么，只是说："我摆脱不了这样一种信念，即如果能达到1000岁的生命期限，就可能产生一种敌托邦[1]。"她见无人回应，便继续提问，目的在于唤起悲观主义的情绪。她最令人信服的论点是："生命无论对精神还是肉体，都会造成损失。千年之后，积累起来的失望、背叛和损失会有多少？"她不问积累起来的成功、胜利和满足的时刻是多少，却继续追问道，"如果身体继续充满活力，但精神却已衰老，那会是怎样一种体验呢？它会意味着同时占有两个最好的世界：既有青春活力，又有成熟、智慧。还是同时占有

[1] 敌托邦（dystopia）：又称"反乌托邦"，指充满丑恶和不幸之地。

两个最坏的世界：既有老年的典型恶习，又有想将之强加于人的意志力呢？”

罗纳尔德·贝利对西奥伯做出回应，在下一篇文章中问，究竟什么是“老年的典型恶习”，她说的“精神却已衰老”是什么意思？西奥伯并未试图对这些问题做出回答，但贝利指出：“心理能量衰减与身体能量衰减有着很强的相关关系。”作为对激进延寿的一位乐观主义的支持者，他说：“21 世纪会提供一份生命计划和选择的菜单，上面的内容会与日俱增。穷尽知识、艺术，甚至精神增益的可能性，肯定会耗去不止一个标准的一生。”我从个人企望角度讲，忍不住要同意贝利的话，但我还是要指出，并不是所有的人都对知识、艺术和精神的巨大增益感兴趣的。关键在于，我们要保护那些对极长生命并不感兴趣，愿意不延寿者的权利。这是大多数生物伦理学家都同意，却很少有人讨论的一个问题。

丹尼尔·卡拉汉回应了贝利，他的论点过于倚重于这样一个断言，即无论进化还是大自然，很清楚地意欲让我们活到预期的年龄，而不要活过去。他借诸种论断称：“生命是否长久，生活是否满意，二者之间并无明显的相关关系。”但正如上面所指出的那样，研究已经表明，这是不正确的。

一般来说，人活得越久越开心。卡拉汉继续说：“我不太清楚的是，为什么那些推崇乌托邦，希望我们摆脱衰老的人，不生活在一个合理化的童话国土？倒不一定是因为他们认为激进延寿有可能，而是因为他们认为，这样对我们人类来说都有好处。我看不出有何好的理由要相信它有好处。当然，我这是在推测，也拿不出证据来证明它有好处。它只不过是一种信念——纯粹的信念。”卡拉汉又一次无视了一系列已证明的，活得更久就会有报偿，特别是如能保持身体健康和认知健康就更是如此的研究。不过，关于延寿的乐观主义预言中，还是参与了一定量的信念，但卡拉汉和其他人在对未来的悲观主义看法中，也依靠了信念。我们所对付的，是一个未知的未来。情况一向如此，今后也将如此。

贝利接受了任何向前看的项目中本身固有的不确定性，认为是生命中无法回避的部分。他写道：“虽然提前引进了农业耕作、电气化、汽车、抗生素、卫生和电脑等，但是人类并未解决其所造成的所有问题。我们反复试验、摸索前进，边出现问题，边解决问题。”这种不确定性可能会被视为生物伦理学家的一种可怕障碍，但其他人却会认为它是逐渐展开的发现中令人激动的部分。因此，是的，如能走上激进延寿之路，那就需要对未来有一种信念之跃，要有能力边出现问题，边解决问题。不过，正如贝利所指出的，我们之中那些想活很久的人，在解决战争、贫穷和环境恶化等问题方面，就必须有更多的既得利益。

卡拉汉在文章的结论中说：“大自然通过自然选择，安排我们衰老死亡时，知道自己在做什么。这就是物种生存和活力的代价，而且一直很起作用。我不认为人类可以发明出一种更好的情境，但一旦我们试图这么做，就有可能造成很大的破坏。”事实上，正如本章前面指出的那样，生物学家们都认为，大自然并没有为任何特殊的后繁殖期生命期限做选择。大自然选择的只是让我们有幸活到繁殖和生养的年龄，之后发生什么，大自然多多少少是无所谓的。此外，卡拉汉还忽略了这样一个事实，即我们已经深深地进入了人类延寿项目之中。通过现代医学和技术生理进化，我们已比在野地里生活要死得更晚。如果我们接受卡拉汉的论点，认为生命期限是否合适，要取决于大自然的定夺，那我们如何证明医学干预的正当、合理呢？不就是这样的医学干预，能让我们今天活到 80 岁吗？他和其他生物保守主义者，似乎主张人应当任意地活若干年，而那段年限碰巧与目前的预期生命期限相符。但是，这个数字肯定不是大自然选定的，而是文明的一个产物。现在，文明许诺，要把我们的生命和健康期限更加延展。卡拉汉的中心论点似乎是，他更相信大自然，而不相信文明，但大自然最后处于控制的时候，我们还都住在洞穴里，为了生存而猎食野兽，才二十几岁就死了。就算我们想摒弃文明，现在也为时晚矣。人类延寿的大船，早已扬帆远航了。

我们对激进延寿的适应，很可能只是一段漫长旅途的最开始，还需要继续适应。由于有了综合技术，未来的社会可能不仅仅是多种族的，而且还会有大批目前想象不出的生命形式。生物人可能与之共存的还有基因工程人、机器人，以及居住在人和机器之间这个灰色区域的人。在人能离开这个星球到其他为了未来人类增长而培植的一个世界中，我们可能制造出这样的人，他们能适应与地球很不同的条件。比如这样一些人能在水下或极其寒冷的环境中长期生活。将来也许有很好的理由，创造出人和动物的嵌合体，无论是把有利基因介入人类基因组，还是改变非人类的动物。可能还会有几百年的持续调整，把“人”的称号，在法律、道德和社会的意义上，授予越来越多的“丙”或这类新出现的生物。而在一个不断进化的开放式的未来中，也许需要对它们进行相应的调整。

这些可能性听起来非常刺激，但如果人类不想改变他们天性中好战的一面，那就会极其危险。整个历史中，我们一直都在犯下各种各样的罪行，打击那些我们认为不同的人，不管他们是族性不同、文化不同，还是政治不同。不妨想象这样一个未来，那时，截然不同的人种组成了形态各异的社会。为了能让这样的社会运作，人类就得拥抱一场文化革命。紧接着，我们已经开始的生物革命和技术革命之后迅速进行。如果我们继续通过暴力、恐怖主义和战争来解决冲突，将来就真的会暗无天日了。要求我们的是，必须经历我们之前几乎连做梦都想不到的文化变化，这可能会要求把我们的智力增益到大大超出今天的程度。我们必须前行，抵达超过我们当前地位的地方，而这种情形可能就是超人类的情形。

第八章

社会机器人时代

这是上午 8 点 07 分。我们在第一章中就已见过面的维克多颓唐地穿门而入，进入他的公寓，他的面容疲倦不堪。他刚从城市卫生部下班回来。他流着眼泪，鼻子因为擤得过多而发红。公寓的灯光潮水般漫过房间，他的机器人个人助理希尔达在门口跟他打招呼。这之前，维克多的汽车已经通知了她，说他即将进屋。

“欢迎回家！”希尔达带着几乎类人的热情说。她身高五英尺半，体形极像女人，曲线非常优美。希尔达能表现一系列人类情感，但维克多选择她，是因为她依然保存了有点像侏儒的外表。他把她买下来时，在网上查看的比较像人的模型，都让他觉得相当毛骨悚然。越像人就越令人毛骨悚然，就像能讲话的僵尸或活尸。此外，维克多的一些朋友好像还与机器人发展了一种相当不健康的感情，而这正是他要避免的。希尔达人性化得足以乱真，同时又让你知道，她不是真人，而是她本来就是的那种电子奇迹。广告的真理，维克多想。

维克多一言不发，把外套扔在希尔达的手臂上，她便把衣服拿去挂在入口通道的衣橱里。她的动作十分娴熟，但她迈步有点夸张，因为害怕万一碰到障碍，得从上面跨过去。“你今天怎么样？”她边挂衣服边问道。

“今晚，”维克多纠正她道，“糟糕透顶。你呢？”

“我把家庭的所有系统都做了一个诊断，发现系统操作都在可接受的参数内，而且网络信号都很强。我打扫了厨房，并把18盎司垃圾进行了压缩，一点儿问题都没有。不过，戈尔迪好像——”维克多爆炸般地打了一个喷嚏，打断了她的话。希尔达忙不迭地抓起两张纸巾递给他。他一把抓过纸巾，一屁股跌坐在长沙发上，便大声地擤起鼻子来。接着，他把纸巾交还给希尔达，让她卫生地处理掉。

“你好像患了某种呼吸道的小病。”希尔达说。

“我要死了。”维克多嘟囔道。

“对你的生命征象进行扫描之后表明，你患的是传染性鼻炎，”希尔达说，但她发“you're”这个缩略语时，把“r”音发得很烂，颇令维克多烦心，“你死于传染性鼻炎的可能性为万分之一。”

“这我知道，你这零件饭桶。我是在打比喻呢！”

“你用‘零件饭桶’这种词表明，我可能出现了故障。你需要我联系制造商的技术支持团队吗？”

“我哪有那种心情？”他走进卧室，很快又出来了，身上只穿着内裤和一件T恤衫，这是他的一个习惯，因此他选择了一个非人形机器人。他不想自己沉浸在这种小小的怪癖时，让一个真人一样的东西盯着他看。“我这儿热得像冒火一样，希尔达。你把热量关小点儿。”

“热量已经关小 3 度了。你的扫描表明，你的温度达到了 100.1 度。[1] 这也许是你感到热的原因。顺便问一下，你现在情绪如何？”

“很糟糕。你指望什么呢？我脑袋像进了一桶水，感觉就像有人用大锤击中了我的头。”

“对你的头进行了扫描，未见任何钝力挫伤，你身体的水含量也在正常参数以内。”

“非常感谢！”

“不客气。你想来点儿鸡汤吗？”

“不要，我想去看看医生。我可能得了脑膜炎。你去打电话，跟我预约一下。立刻就去！”

“你的头部扫描未见任何脑膜发炎情况。”

“我不管。我现在头痛欲裂。”维克多揉着他的脑袋说。

“你的生命体征表明，你有上呼吸道病毒感染，其特点是黏膜堵塞、流清涕和一般性不适，预计将持续 3 ~ 5 天。”趁着维克多尚未再打喷嚏，希尔达又递给他两张纸巾。

“阿——嚏！感冒了？不可能。这不仅仅是感冒。赶快给平克顿医生打电话，马上就给我预约。你告诉护士，我要当面谈。事不宜迟，十万火急！”

“我已经把你的症状和身体征状发给平克顿医生了。办公室建议服用解除充血剂、止痛剂，大量饮水并上床休息。我给你拿药去。”

---

[1] 此处的温度单位为华氏度，约为 37.83℃。

“服用解除充血剂？开什么玩笑！以为我得了脑溢血还是怎么了！”他又擤了一次鼻子。

“你的头部扫描并未显示——”

“我不管。肯定有什么出错了，我需要跟人讲话。”维克多突然想起，假如他也用同样的腔调跟伊莱恩说话，那他就得到电子小舍中过夜了。但是，他几乎控制不住自己了，他现在最烦的是希尔达处处迁就着他。她干吗总是一贯正确呢？——不，她干吗总是一贯精确呢？希尔达总是一贯精确，但从他的角度讲，她是不正确的。这真是把人都快气疯了。

“你好。”一个玩耍的、高声调的声音说。维克多的小机器狗，一头毛茸茸的博美犬，横着身子来到他身边，想跟他交流一下。“你想不想宠宠我？”

“现在不想，戈尔迪。我不舒服。”

“汪汪，好的！”戈尔迪看上去有点儿失望，她转身走向她的“床”，把自己插入了充电站。

“希尔达，到平克顿医生的办公室给我找个护士来。我跟你说过，我要跟真人讲话。”希尔达齐胸的触摸屏上出现了护士的面孔。“过去10分钟内，我一直在这儿，苏阿热兹先生。我已建议服用解除充血剂、止痛剂，大量饮水并上床休息，正如你的家庭伴侣告诉你的那样。”

“什么？你干吗不说点儿话呢？”他从沙发上抓来一个枕头，迅速挡住自己的三角裤。挡住的样子就好像有人想把东西撬起来看下面一样。“隐私这种东西是怎么回事呀？”他又气又窘，脸都红了。

“如果你五天内没有彻底好转，那就让你的家庭伴侣再打电话过来。”护士的声音相当不客气，“再说，你发生的一切我之前都见过，苏阿热兹先生。”

“等等，这绝不只是感冒，肯定出了严重的错误！”

“你的生命体征表明，体温稍有上升，服用了止痛剂就会好转。再见。”希尔达的触摸屏立刻转回到家庭屏了。

“别走——唉，今天是怎么了？！”

戈尔迪站起来，举着一只球来到维克多身边，让球落在他脚边：“汪汪！把球丢过来！”

“我跟你说了，现在不玩，戈尔迪！回你的床上去！”戈尔迪看起来又失望了，便再次回床上了。希尔达把三个药丸和一杯水递给维克多，这都是她从厨房拿来的。维克多手一挡，不接药丸，然后更深地落座在沙发那堆软垫中。

希尔达这样的机器人现在正处在综合技术的中心，这些技术综合了人工智能、无线通信、工程技术、语言学、数学、成像技术、神经科学，甚至还有心理学。这些机器人不仅把我们更深地嵌入技术，而且，如果经证明有可能进行大脑上传，有些人可能会选择把他们的大脑置于人形机器人的体内。在未来，我们的一些主要关系可能要与机器人形成。希尔达这样的机器人可能还很遥远，但用来产生她能力的所有技术不是现已有之，就是正在研发中。据比尔·盖茨、人工智能产业不计其数的机器人专家和 AI 专家说，我们即将开展一场个人化革命，只有20世纪80年代的个人电脑革命能与之相比。

回到20世纪80年代，当时很多人问："我要个人电脑干吗？"PC机直到技术随处可见、无所不在、网络成熟之后，其很多用途才显现出来。例如，电邮和社交媒体不在大多数人的生活中实际发生，他们就无法想象它们所发挥的突出作用。个人机器人可能也要走PC机和智能手机同样的路径，首先通过保健进入许多人的生活，但机器人也会通过一系列行业进入我们的生活，如家庭保健、自我保健、通信、娱乐、治疗和玩耍。

机器人在制造业早就司空见惯了，但最近，机器人外科手术领域已经出现了创新爆炸的局面：全世界已有150万人通过使用达·芬奇外科手术机器人动了手术。哪怕就是几年前都很难想象，一个机器人能够在外科手术领域发挥如此关键的作用，但达·芬奇系统能充当外科大夫的眼睛和手。这一点充分地证明，机器在某些重要功能方面仍在继续超过人类。

使用达·芬奇系统进行外科手术，外科医生不用俯身站在病人旁边。他坐在控制台边，通过一台微型相机，查看关于手术的一张三维高清图像，同时操纵器械，控制机器人四肢极为精确地稳定运动。达·芬奇机器人在病人身上盘旋，如果病人苏醒过来，可能会觉得它十分可怕，但其实这些机器人在使用微型精密工具时，比人手更为灵巧，其结果也比常规手术更好。

机器人手术的优点很多。微型化的工具可以消除手的潜在颤抖，使手术更加精准，附带损失也较小。使用微型化工具意味着，切口也比腹腔镜手术更小。达·芬奇网站为了显示达·芬奇机器人的精准，展示了达·芬奇机器人剥一颗葡萄的视频。视频中，微小而精微的工具小心翼翼地剥去葡萄皮，对葡萄肉毫无损伤——这种事用手来做就很难。而机器人手术的结果，已经超过了开口、切口手术或标准腹腔镜手术的结果。做了机器人手术之后，住院时间较短，恢复时间较快，并发症的可能性也较少，从而抵消了设备费用的增长。达·芬奇系统现已做过心脏搭桥手术、结肠直肠手术、头颈手术、肺部手术、肾脏手术、泌尿手术，以及其他许多种类的手术，获得了很大的成功。

达·芬奇系统的制造厂家说，机器人短时间内不会很快取代外科医生，但随着时间的推移，越来越多的医疗手术都可能由机器人来进行。自 2008 年以来，一个名叫麦克斯里皮（McSleepy）的麻醉机器人一直都在施发麻醉药剂。而从 2011 年开始，一只名叫开普勒插管系统（KIS）的遥控机器人手臂，已经开始为病人插气管内导管（手术时使用的呼吸管）。让机器人用手臂把插管插入人的喉咙，这种事让人一想起来就触目惊心，但 KIS 的操作性能经证明比让麻醉师进行同样手术时更安全，也更精准。

说起机器人在整个保健领域的使用情况，手术只是冰山一角。在美国，凡是失去肢体者，都很快得到了机器人假体的帮助，而机器人外骨骼也能协助身体瘫痪者的理疗。送货机器人和搜救机器人可以进入人无法安全进入的危险情境，如岩石磊磊的地面、雪崩地带，或有放射性的区域。消毒机器人要不了多久，就能把让人感染的医院和其他区域进行卫生消毒，降低一种司空见惯的疾病病因，而药房机器人很快就能开药方了。

机器人在进行医疗诊断时，可以证明自己是非常有价值的。IBM电脑华生很有名，曾在“危险边缘”（Jeopardy）这个游戏上打败过很多真人对手，现正在斯隆—凯特琳医院测试其诊断功能。尽管华生的尊容难看，但这台超智的电脑每秒可处理长达6000万页的医疗文本，其中包括个案研究。它还可以随时间的推移而学习，这样一来，从理论上讲，它在诊断时，可以从它自己的“经验”中吸取教训，提出治疗推荐方案。尽管无人做出过系统性的比较，但医生有时也会犯下昂贵的诊断错误。估计华生的诊断能力更好，因为它可以浏览巨量的医疗数据。华生这样的机器人可能成为每位医生办公室不可或缺的助手，保护病人和医生不受误诊后果的影响。

当然，尽管华生能够浏览并分析巨量信息，而医生根本不可能赶上它的速度，但华生的数据储存量却可能导致进行更多的化验，而医生一般是不会开这么多的，结果导致总的保健费用上涨。正如乔纳森·科恩2013年为《大西洋月刊》写的那篇文章中所说：“如果华生跟医生讲的话都是医生已经知道的，导致医生最后开的化验比一般都多，而且也没有很好的理由，那华生就是弊大于利了。”但科恩也意识到，保健已经占有了美国国内生产总值的六分之一，很快就要发生重大变化了。在接下去的30年中，预计将有7700万美国人退休，而人口老化问题已经令保健领域的压力越来越大了。我们有一个方法能够抵消医疗需求的飞跃，那就是采用跟华生一样的机器人和电脑。这种电脑可以自动而又持续地刷新电子医疗记录，并进行分析，而这是忙碌的医生没有时间做到的。

这些机器人的许多制造商断言，它们即使不能取代医疗工作者，至少也能加强他们的能力，让他们能够聚焦在人与人的交流上，但显而易见，工作并不会因此而消除。技术革新还会像通常那样，是有代价的。目前，也似乎并无一条明显的途径可以取代大量的医疗工作。还有一个问题，即以机器人的交流来取代日常医疗手术的人际交流，这可能导致老年人和残障者之间出现更大的社会隔膜。这个问题在可能最重要的职能，即日常个人护理职能中，变得最为明显。

个人机器人助理的首次使用，可能是作为家庭健康助理和日常生活助理，为慢性病人和老年人服务。机器人可以测量生命体征、提醒人吃药、把人从床上扶起来，并执行其他与健康相关的功能。它们也能提供其他关键服务，如打扫房间卫生、洗衣服等。虽然大量老年人都想待在家里或在家养老，但他们常常无力做家务，也无法生活自理，如洗澡、吃饭、穿衣等，最后只好去养老院。在不久的将来，机器人将接管这其中的一些活计，让许多人都能更久地待在家中，从而能比在养老院保持更多尊严。

一旦个人助理机器人进入家庭，根据当前研究的先进状态，它们就会证明，从广泛的功能角度讲，它们是不可或缺的。事实上，据比尔·盖茨 2007 年的预测，每个家庭很快就会有机器人了。盖茨为《科学美国人》杂志撰文时指出，机器人工业的“发展方式与 30 年前电脑业的发展方式很相似。只要把汽车自动装配线上使用的制造机器人，想象成是昨天的大型主机类似物就行”。盖茨说：“我们可能来到了一个新时代的边缘，这个时代的 PC 可以从桌上站起来，让我们看见、听见、触摸并操纵我们肉体还未置身其中的物体。”从理论上讲，前面谈到的外科手术过程，甚至都可以由几千英里之外的外科医生进行操作。

家庭保健机器人已经做好准备，随时把我们带入未知领域。在那儿，人与机器人的互动，就如我们与智能手机的互动一样稀松平常。机器人不仅处于 CTs 的中心，而且会构成“物联网”的一个巨大部分，即那种与电话、电脑、汽车、佩戴器等形成的高度网络化的互动关系。我们的个人护理机器人可与我们使用的其他所有技术进行互动，让生活变得更安全、更开心，也更方便。如果它们的确能成为常用家庭电器，那就需要设计、编程、制造并维护成千上万的机器人了。机器人制造的规模，可能会与 PC 机和汽车的制造一争高下，并能在一段时间内创造大量工作。不过，鉴于机器人技术地位确立的发展曲线，很有可能在某个时间段，机器人甚至可能取代人来制造其他的兄弟。

机器人有望改变生命，但只有在新技术成为一种文化现象，也就是成为日常世界自然活动（如通信、工作、玩乐，以及娱乐）中的一个部分时，它才可能真正产生变化。一旦这个变化发生，机器人就会越过工业机器的界限，成为消费市场中的迷人产品了。人形机器人需要吸收人的感情，以便它们将来在家庭、办公室和保健环境下，执行高度个人化的职能时，能够为人接受。它们需要客户化，学习如何跟我们相处、跟我们发展关系。这一切通过软件演算法都在达到之中，因为这些演算法能够让机器人通过观察和互动来学习，方式跟婴儿和儿童的一样。等会儿再谈这方面，我们首先来看看机器人工业是如何从技术巨头苹果公司和谷歌公司那儿获取大量综合的金钱和权威。

2013 年 12 月，苹果公司宣布，它打算在供应链机器人和自动设备方面投资 105 亿美元。并确认，它已花 3.5 亿美元收购了技术公司普莱神思（Prime Sense）。普莱神思公司专营 3D 感应技术，这是机器人中的一个主要部件。但苹果公司似乎打定主意，要渗透个人机器人消费市场，像它曾在 iPhone、iPad 和电脑方面所做的那样。关于如何计划这么做，它提供了一个重要的暗示，于 2013 年 6 月在其举行的全世界发展商大会的主题演讲会上，展示了玩具公司安基（Anki）。那么，苹果公司干吗对玩具公司感兴趣呢？它干吗在大会如此重要的场合展示这家公司呢？主题演讲大会讲的都是关于苹果的，正如人们所期待的那样，直到展示了四种玩具汽车（是的，玩具汽车）在跑道上赛车，通过苹果 iPhone 上的一个 APP 提供驱动。

四辆车围着一条椭圆形跑道赛车，并无非同寻常之处，直到你意识到，这些车子没有遥控，而基本上是自行开动的，能够感应实时的环境，对跑道的形状做出调整，并互相做出调整，做出“决定”的目的都在于赢得这场赛事，甚至还会互相搞破坏，其驱动来自 iPhone 上那个 APP。在一个时间节点，其中三辆车沆瀣一气，试图阻挠最快的那辆车，故意拦在它的前面。于是，最快的那辆车便用它的一件

"武器"，把另外三辆一辆辆炸离跑道。玩游戏的人从任何赛车游戏中，都能认出这是啥。安基不同就不同在，它让游戏从屏幕走下来，变成了现实。它用的是小机器人，把它们按平常的人类活动——即玩耍定做，使用的都是一些廉价的部件，没有一样东西价格超过 1.2 美元。

安基公司在苹果大会上展出机器人汽车之后，其 CEO 博里斯·索夫曼跟阿列克西斯·马德里噶尔一起坐了下来。后者曾采访过他，访谈录发表在《大西洋月刊》上。这次访谈中，苹果为何对小机器人公司发生如此兴趣的原因变得越来越清楚了。马德里噶尔说："对索夫曼而言，娱乐、玩具等，都只不过是一种方式，为的是让机器人进入消费者的生活中。他的论点是，他们的产品做的都是最基本的事，与自动驾驶的汽车和其他即将使用的消费机器人所做的一样。他们只不过采取了自下而上的方式，来打造这些机器人的能力。"

事实上，安基公司的玩具车及其选择娱乐作为进入个人消费的切入点的机器人，可以视为机器人将与我们的生活合成一体的一种样本。玩具车本身就是例证，说明为了制造出更为复杂的机器人，综合技术有多少种类正在融合。"你只要看看，是什么进入了安基驱动（Anki Drive），进入的就是这些东西：工业设计、机械工程、电气工程、嵌入系统、低度固件开发、控制算法、感应器处理、无线通信、核心机器人学、人工智能、移动发展，"索夫曼说，"能把产品集合在一起，就形成了一条巨大的链条。"索夫曼所说的"自下而上"的途径，指的是安基公司不过是把市场有售的技术和部件拿来，组合在一起，机器人就能做基本的事了。但是，机器人产品需要发展。“机器人学中的核心问题，”索夫曼说，“就是定位，知道你在何处，进行推理，用哪个信息来做出理性的决定，计划、搜索、决定需要做的事，并在你需要在现实世界精确行动的地方执行决定——可在现实世界转化为任何运用方式。”即使机器人变得更复杂，能做更多事情，它们还是会容纳一些基本能力，如定位、做决定并执行这些决定。

安基公司定价策略这一点苹果不可能没有注意到。安基的立足点是低价部件，这些零部件的大规模生产，把价格降低到几乎可以忽略不计的程度。索夫曼谈到他们的玩具车时这样说：“这儿的任何部件都不会超过 1.2 美元。我们的马达很便宜。有电池、微控制器、一台 50Mhz 的电脑，以及一个光学传感器。颇具讽刺意味的是，这个传感器是 iPhone 的前置摄像头。”这些玩具车独一无二的地方，就是能产生游戏核心能力的软件。

安基驱动真正有决定意义的元素，代表着功能性的一大飞跃，有望产生出一整个工业，制造出新的智能产品，覆盖通信、娱乐、效用和协助等类别，而这都是现实世界中的常见活动。安基这样的公司直接把数码世界或游戏世界原来已有的东西拿来，重新放在现实世界，让现实生活的互动发生。机器人为何如此迷人？索夫曼对这个问题的回答，似乎把脉把得很准：“人们内心都有一种欲望，很想跟能够触摸之物连起来。这就更有社交感了。只是看着屏幕上的东西，就没有这么自然了。你跟事物的触摸感，是永远也无法复制的。”

有人会在安基这种做法的背后，看出才华横溢的营销感觉，但其他人看到的，则可能更具凶兆—— 一种新型的技术阶级，正要弄着小聪明，迂回曲折地进入我们生活的角角落落。这种技术将通过玩乐、娱乐和便利进行销售，肯定会给我们提供很有价值的服务，还能大大地丰富我们的生活，并通过控制和互动，实际上延展我们的能力，其延展方式我们现在还几乎看不出来。但是，人们也会变得很依赖机器人，过分依赖，而互动型机器人可能还会把人类和技术的界限进一步混淆，提高到另一个层面。我们的社交圈，甚至我们认为属于我们家庭的家人，命中注定都会不仅包括赛博格人（cyborg），而且包括能进行社交互动的机器人。

所有大举投资机器人的公司中，谷歌下的赌注最大。该公司认为，机器人很快就将淹没我们的生活。2013 年，谷歌聘用电脑科学家和重量级知识分子雷·库兹威尔和彼得·诺维格，分别担任工程总监和研究总监。随后便收购了八家机器人公司，这八家公司都是机器人领域关键技术的驱动者。谷歌名声超过大多数技术公司的地方还在于，它不亮底牌，而是把底牌紧紧地搂在胸前，只能从它买什么性质的公司上，看出蛛丝马迹。

最有名的公司是波士顿动力公司（BD），它制造了一系列机器人，从全地形机器人、翻墙走壁机器人、四条腿机器人，到人形机器人，应有尽有。BD 有名就有在它有 DARPA 资助的项目和为美国陆军所做的项目，比如沙蚤，这是一个重 11 磅，有四个轮子的机器人。它能跳到 30 英尺的高空，越过物体。它最有名的机器人是人形亚特拉斯，已经被几家机器人公司改造并使用，并参加了 2015 年的 DARPA 机器人挑战赛。这是机器人制造公司举行的一场国际竞赛，以创生一种双足机器人，可在模拟的户外灾难区域，应对一系列挑战。

为了应对 DARPA 挑战赛，来自五个国家的 23 个机器人在各个项目进行比赛，如驾驶北极星全地形车，从车上下来，操纵门把手，关掉阀门，爬墙，把插头从一个插座里拔出，再插进另一个插座，绕过一堆废墟，爬上一段楼梯，清除瓦砾，锯胶合板，以及使用消防软管。机器人是否完成每一个项目，并进行了计时。DRC-Hubo 是韩国科学技术院制造的一种毛光水滑、功能全面的机器人，因其提前 44 分钟完成了各项任务，而赢得了此次竞赛。但在这次竞赛中，一家主要的机器人公司引人注目地缺席：谷歌。

考虑到谷歌曾于 2013 年买下了日本机器人公司 Shaft，几周后，Shaft 公司的双足机器人就在 DARPA 机器人挑战赛的试赛上旗开得胜，谷歌的不参与就更扎眼了。尽管 Shaft 的产品稳操胜券，但谷歌却不让它参赛，说它不会把它的机器人产品投入军事用途。不用说，DARPA 是在通常的供应链之外，寻找机器人供应商。但有些观察家认为，这个行动是有意怠慢五角大楼及其行业的诸位对手。机器人社区的成员们都把谷歌的行为归因于该公司是出了名的做事秘而不宣，有信息也不跟竞争公司分享的老习惯。无论理由是什么，机器人设计、编程和制造的发展，主要是由私人部门推动的。这一事实说明，竞争压力终将发挥作用。任何技术越接近消费市场，其信息就越不大可能与人共享。

谷歌机器人分部的未来计划，可根据这一事实预测，即它收购的公司中有三家公司是做人形机器人的。一家是之前提到的Shaft，一家是梅卡机器人公司（Meka Robotics），其生产的机器人有人头，而不是一堆取代人头的硬件——像很多机器人那样。Meka Robotics公司还生产人形手、手臂、抓爪和操纵器，其机器人似乎很有前途，有能成为互动型个人化机器人的潜在可能。如果机器人能进入消费市场，能否设计出迷人的硬件是关键，那软件就是机器人和机器人的真正区别所在。《机器人商业评论》杂志专栏作家塞勒斯特·勒孔特，在撰文谈到谷歌2013年下半年购买的公司时指出："这几家公司的主要连带关系就是，它们都是软件密集型机器人公司。"写到"物联网"呈爆炸的趋势时，她说："机器人四平八稳地坐在这些趋势的正中间，发挥着关键作用，把数码世界和物质世界混合起来。"随着我们的肉体能存储越来越多的技术，我们的个人化机器人能将我们更深地嵌入我们周围的技术网络世界中。数码世界正开始步入物质世界，与我们进行实时互动，这个现象可能使现实和非现实之间的界限更难界定了。

我之所以把这段空间献给对苹果和谷歌最近活动的评论，是因为这些活动暗示着，这两家巨头技术公司正打算加大投入，进入人形机器人业。显而易见，他们的领导人已经看到了技术和经济上的巨大潜力，觉得个人化人形机器人将成为下一个巨大的消费者品种。这些公司拥有资源，能非常快地发展、制造并分配家庭、保健和娱乐类的个人化机器人助手。不过，这主要还是要看其是否有能力研发出机器人的互动能力，能让它们跟人类进行社交。

要想把个人化机器人纳入我们的生活中，设计师必须掌握自然与人类互动的心理学，机器人制造专家已在这方面进行研究了。目前的一句常用语是“社交机器人”。关于如何使机器人具有社交迷人感，目前已经进行了大量研究，这在个人助理机器人这一个案中，将会具有极重要的意义。

研究表明，人们（包括老人）都很愿意接受机器人，让它们充当自己的个人助理。他们的接受程度令人惊讶。一项不断发现的调查结果是，人们很快就把人的感情赋予了机器人，也跟评价其他人一样来评价机器人。在某些功能中，如提供金融咨询，脸长得比较理智的机器人就比较受欢迎，而脸长得孩子气，很Q的机器人，就会被视为很好玩、很“娱乐”。在个人保健等类别中，脸长得像人的就比较会成为首选。不过，人无论多么想要机器人长得像人，好像也还是有个限度的。就像维克多一样，我们中的许多人都会觉得长得太像人的机器人的脸怪怪的，而且令人毛骨悚然。

情感智力这种东西，我们一般仅归之于人所有，但模拟情感智力的能力，却似乎是机器人的关键特征，如果它们最终能够被接受为个人助理和保健助理的话。但即使在涉及机器人的社会特质之前，机器人设计师也需要聚焦类型合适的脸，以对应要求机器人执行的职能。如上所述，人类倾向于对号入座，拿人的性格与机器人的脸进行比对，跟比对人一样。佐治亚理工学院前心理学硕士研究生阿坎沙·普拉卡西及其他人，就对人类期望各种特质机器人有什么样的脸，进行过大量研究。普拉卡西和佐治亚理工学院的一个研究团队把他们进行的一项名为“理解机器人是否为人接受”的意义重大研究的灵感，归因于机器人公司“柳树车房”（Willow Garage），该公司是谷歌2013年收购的Meka公司的合作公司。

在普拉卡西领导的这项研究中，研究者们发现，人因年轻或年老，喜好便不相同，选择的机器人相貌便不一样，而这些对外观的喜好又因对机器人功能的要求而不同。对20岁左右的人和年龄更大的成人的对机器人态度进行考察之后，普拉卡西发现，两个组别的人都根据机器人的脸，把某些社会和性格特征归于该机器人。大多数长者都更喜欢有人脸的机器人，而大多数年轻人则更喜欢有机器人脸的机器人或机器人脸和人脸混成的机器人。两个组别的人对期望机器人干什么活截然不同。

两个组别的人对机器人干什么活，如拖地还是往洗碗机装碗碟等，要求都很随便，但说到需要“智力”的功能，如帮助管钱等，两个组别的人都更喜欢有人形的脸或人机混成脸，因为他们把这跟智力联系在一起。两个年龄组别的人之间，最大的不同与提供亲密个人护理，如洗澡的机器人有关。虽然在机器人提供个人护理时，一般都更倾向于有人类特征的，但很大一批研究对象“根本不想要任何看起来像人的东西来为他们洗澡，因为这个任务的隐私性质”。

研究中有一件事是一清二楚的，即长者都会把机器人协助和居家养老联系起来。总的来说，他们能高度接受这种想法，即让机器人协助他们做家务，并做其他家庭维护活动。事实上，老年人更接受机器人协助，而不那么接受保健人员及其家人的协助。佐治亚理工学院进行的另一项研究表明，老年人能接受机器人，让其干打扫厨房、扫地、拖地、铺床、擦窗，以及去取手不易拿到之物等工作。很明显，机器人是否为人所接受，取决于其所执行的具体功能，及其如何影响人独立生活的能力。由于不同年龄组别，甚至不同性别（一般来说，女性比较容易接受机器人助理）之间存在的选择差别，个人化机器人仍需要客户化，设计时应考虑到特殊的目标市场。

日本人是世界机器人技术的领袖，他们正在为其迅速老化的人口探索机器人伴侣的作用。日本发明家柴田崇德创造了一个很Q、很毛光水滑的机器人海豹，名叫琶罗（Paro），并在养老院试验，作为一种疗法动物。爱抚它时，琶罗就哼哼唧唧；对它毛手毛脚时，它就尖声喊叫。它能像小猫、小狗一样，在住养老院的人中，消除寂寞隔绝之感。琶罗还通过跟主人打交道，学会了如何识别主人的声音和手势。值得怀疑的是，拥有一个机器人宠物，是否能跟与真正的动物形成关系相比拟。不过，这些宠物对老年人来说，无疑比有血有肉的动物更干净，也更容易相处。琶罗不仅在日本试验过，在意大利、瑞典和美国也进行过试验，已经显示出临床的益处了。截至目前，机器人宠物还相当简单，表情范围有限，但先进的算法能让机器人像儿童一样学习，很快就能让它们跟拥有者形成独一无二的关系。

日本机器人巨头松下电器就生产了猫或泰迪熊外形的能说话的机器人。这些机器人内置声音识别软件，养老院的老年人对它们说话时，它们就能回应。如果对老年人说话而得不到回应，它们就能向护士报警。婴儿潮一代的日本人，如想监测老年家长，就可购买一个名叫若丸（Wakamaru）的机器人。这个有照相眼、会说话的机器人，身高3英尺，编程后可成为不在身边者的耳目，可做的工作包括提醒被护理者何时该吃药了等。一个同类的机器人可提供视频见面，这样家庭成员就能互相见面，进行谈话了。

虽然监测体弱多病的老年人，显而易见是很有用的，但尚不清楚的是，老年人是否愿意一天24小时被人监视，即使遥控的那个监测者是自己的亲人。别人任何时候用这些装置来查看监听人的一举一动，这种做法本来就是很让人不安的事。尽管监视者不是政府这样的强大实体，但还是有许多人感到隐私权是他们不愿意随便放弃的重要财产。而且，并非所有亲戚都那么可靠，不会利用机器人来作恶。如果这些机器人被广泛接受，用来护理老年人，那似乎很有可能的是，它们也会用来监测儿童和青少年。再往前跨一小步，老板就可能用这种技术来监视工人，执法机构就会用它们来监视公民了。谁来保护公民不被监视的权利呢？隐私将成为往事，还是社会将发展出一套保护隐私的措施？

机器人终将成为高度网络化“智能家庭”中最重要的组成部分，这种“智能家庭”过不了几年就会出现。荷兰一家名叫“智能家庭”的公司，监督了多国研发的一种机器人伴侣，其设计目的在于能与“智能家庭”和智能衣服整合，任何人穿上，都能进行健康监测。整个系统名叫默碧伺服（Mobiserv），有一个可私人定制、无肢体的机器人，带凸起的触屏、相机、感应器和音频能力，为老年人提供认知支持。该机器人能提醒使用者吃药，或做其他重要的事情，如吃饭，或提醒朋友保持社交兴奋状态。如果与机器人网络化的家庭环境里有智能感应器和光学识别单元，甚至能监测使用者睡觉模式的感应器床单的话，这种机器人的效率将达到最高。Mobiserv 这样的机器人很快就能开灯、关灯，改变家庭的温度，开关电视，开关扬声器，开启洗碗机和其他电气设备。除了为老年人提供护理和伴侣之外，还能提供广泛的功能。

尽管 Mobiserv 这种系统的好处一目了然，但这种技术的消极面也是显而易见的。首先要考虑的一点是，谁买得起呢？一旦这个系统投入大规模生产，预计机器人的价格会降至 4500 美元一个。荷兰机器人制造商坚持认为，他们不会让 Mobiserv 机器人取代保健护理人员，但随着这些模型的机器人变得越来越有能力，它们会取代一些日常护理人员。如果联邦医疗保险和医疗补助计划这种政府卫生机构能花钱购买（也许会花钱购买），考虑到不那么依赖护理人员可以节约开支，那就会导致解雇更多的护理人员了。还有一个问题可能是机器人的编程和维护，以及这样一种可能，即使用者因过分依赖机器人，而失去管理其“智能家庭”的能力。如果机器人出现故障，那“智能家庭”的其他部件就会受影响。使用者就会一筹莫展，只能等待技工来解决问题。还有一种可能，即使用这样一种系统不仅会出问题，而且很复杂。这就会使得老年人的生活更加复杂，而不是不那么复杂了。当然，无论你是否欢迎它，Mobiserv 机器人都有能力一天 24 小时对用户进行监测。

不管你怎么看这个问题，凡是传统上由真人提供，构成重要人际关系之结构的功能，Mobiserv 机器人都能取而代之。老年人或有病在身者肯定会高度依赖这些机器人，过于忙碌的家人可能也会过分依赖这些机器人陪伴亲人。不管你把机器人编程得如何友好，用户与之形成的关系还是与真人有别，虽然真实和不真实之间的界限肯定会变得模糊起来。这种关系的质量，几乎很难与真人的关系相比拟，因为机器人会无穷尽地应允，而不会在社交意义上对用户提出挑战。人际关系倾向于模糊、难以预料，但正是因为这些素质，我们才成长起来。当我们与机器人的关系变得容易得多，也更方便时，我们还会选择货真价实的人际关系吗？事实上，跟机器人形成的关系存在得越久，人就越依赖它，风险也越大，因为用户会失去重要的社交技能，如大公无私和对他人权利的尊重。

个人化机器人越先进，用户面临的危险就越大，因为用户会过分依赖它们，也会相应地失去社交技能。随着人工智能的迅速演进而出现的机器人，会越来越像人，也越来越难以与真人区别开来。对有些人来说，机器人甚至可能会取代主要的关系，如家长和孩子的关系或配偶之间的关系。例如，如果配偶开始愿意和机器人发生性关系，因为机器人能满足其各种奇想，真人可能会感到情感上的疏离。机器人因能通过观察和有错就改而学习，反倒显得充满智慧和真实。它们能适应用户的性格，形成的关系也能高度客户化。实际上，机器人可能成为比真人更好的伴侣。随着机器人越来越像人，人越来越像机器人，男男女女和机器人之间的差别变得几乎难以察觉了。

“成为赛博格不仅仅是能重构自己的自由，而且还是关于网络的。”哲学家多娜·哈拉维说，人类很快就会装入植入体和仿生学部件，天衣无缝地与他们自己的物联网互动，包括与高能力、高智慧的机器人互动。事实上，通过这个错综复杂的网络，我们人人都有能力超出我们的自然能力。人类的身份和人之特质将会扩展到把广泛的电子生态系统包括进来的地步。虽然哲学家们仍在就人类构成是什么的问题争论不休，但是机器人的操作方式已经在紧急地要求对其法律权利和责任进行某种定义，而这个问题的关键是，能否将之定义为人。机器人已经能炒股票、降落飞机、在亚马逊网站和易趣网站卖货，为军队服役，还能决定我们是否有资格享受联邦医疗保险和医疗补助计划等。但是，推动法律地位问题（以及伦理责任问题）的机器人，其实是自动汽车。

谷歌的自动汽车在美国公路上已经开了 25 万英里，到目前为止几乎没有什么问题，但假如出车祸，给人和财物造成损失怎么办？谁来负法律责任？是实际上并未操作开车的司机，还是为该车设计并编程的谷歌公司呢？或者是车辆本身？受伤者的赔偿费由谁支付？如果违反交通规则，谁来接受罚单？司法制度判断责任的工具，取决于对人之特质的识别。现在已有数名法律专家建议，机器人，包括无人机和自动汽车等，法律授予其部分人的特质。即使是前面提到的华生，如果它推荐了一个错误的诊断，导致伤害或死亡的话，也可以标定为某种具有法律权责的。

约翰·弗兰克·威佛，律师兼《机器人也是人》的作者，曾在 Slate 杂志概述了他的几项有关机器人的推荐方案。他认为，应给机器人一种有限人之特质的法律标定，如公司的有限权责一样。他列举了五项权利和义务，认为应该授予机器人，以保护人类不受无聊诉讼这样问题的伤害，并让受害者能够尽快弥补损失。

威佛要给机器人的第一项权利，是签订合同并使合同生效的权利。例如，如让亚马逊的无人机把产品直接投递到你家台阶上，那就需要先签一个小合同，让亚马逊免责，以防万一该无人机把包裹弄坏或投递错误。既然犯错的不是亚马逊，它就不能承担法律责任。责任就是机器人的事了。与机器人紧密相关的责任，就是其投保的义务。

威佛以自动汽车为例，说明机器人应该投保。如果这些汽车已投保（由车主购买），那一旦出车祸，就不能告车主，这样才能刺激人们购买自动汽车。受伤者就能很快得到保险赔付，车主也免受无聊的诉讼之苦。

顺便看去，可以看到这样一个时代，那时，机器人和其他机器都能创造艺术、音乐、文学，以及诸如此类的东西。威佛预测说，机器人将有权拥有知识产权。他推荐采用有限知识产权，这样，机器人或程序的发明人就能持有所有创造物的专利，为期 10 年。这之后，其作品就进入公共领域。这能为发明人带来物质刺激，设计富有创造性的程序，同时不允许永久拥有机器人可能自动创造出的艺术品。

机器人在某些情况下应该拥有法律责任的义务，这就使得投保有了意义，而一旦出车祸，由该车的投保支付赔偿费，而不是由车主支付。最后一项推荐是对这样一个时代的预期，那时，家长需要机器人保姆来照看孩子。尽管这种做法是否可取值得成为另一本书的主题，但威佛认为，它肯定会成为稀松平常之事。他列举的机器人权利中，就有成为未成年人保护人的权利。我们先别为这种想法而大惊小怪，而应该意识到，从法律角度讲，一个孩子的保护权，哪怕就在一天里，也会经过好几个实体。他说："在我们的法律制度中，孩子永远都在他人的监护之下，每天从家长监护到学校监护，再到临时照看孩子者的监护，然后回到家长那里。"让机器人保姆得到暂时的监护权，这意味着一旦出事，该机器人就要负法律责任。此外，以这种方式让机器人负起法律责任，就能鼓励制造商制造最安全的模型。

有些人无疑会反对把有限的人性授予机器人后，可能产生的伦理影响，但提出这些推荐方案的法律专家说思考的范围并未超出现有法律的框架。马克·戈尔德菲德是埃默里法学院的高级讲师，他指出："法律人格的定义对道德、感觉或活力等，绝不提出任何要求。成为法人，就要在某种法律制度内具有拥有法律权利和义务的能力，如签合同、拥有财产、打官司和应对官司等权利。并非所有的法人都有同样的权利及义务，而且，有些实体在有些事情上被认为是'人'，在另一些事情上却不被认为是'人'。"有限人的法律先例，在公司的案例中早已确立，地位稳固。戈尔德菲德并不认为，我们应该等到机器人跟我们很像时，才把有限的人权授予它们。"人的特质的确立，"他说，"是一种评估，目的在于把权利及义务授予某一实体，无论该实体看起来是否像人，是否能算作人。"

不过，根据法律授予有限人的特质，也就等于说我们为了社交目的和伦理目的，可以将其定义为"人"。机器人的一个显而易见的优点就是，它们可在人类无法忍受的危险环境下工作，如有放射性的区域或在更加危险的战争情况下。截至目前，尚无人把机器人的报废比作人的丧生。不过，随着机器人技术的日益先进，机器人可能积累起一系列的权利，其中包括拒绝被关闭的权利。这样一个时代可能会到来，那时，把机器人关闭就会被视为犯罪，对机器人的保护，就相当于对人的保护。决定机器人是否享有权利时，可能还要考虑机器人与人类形成的纠缠不清的关系。把机器人关闭，可能像亲人故去一样，也有差不多的痛苦。

一旦大脑上传成为现实，肯定有一件事会把水搅浑，那就是上传后的大脑的地位是否集于机器人一身。从法律和伦理上讲，这些复制本能步入原人同样的权利和责任中吗？已上传的实体是否有同样的继承权，能成为孩子的合法家长或幸存夫妻的配偶，或者继续已故者的工作，还是“生命”从零开始？

还有一个可能会惹麻烦的情况，那就是原人还活着，但把这个活着的原人的大脑复制了一个详细的版本。根据目前科学的走向，这种前景并非没有可能。研究者们正在研究第一个虚拟模拟的大脑，先是对大脑的神经结构进行扫描，然后用扫描来查明大脑是如何工作的。那么，法律人的地位是否适用于人脑的数字副本？人的副本是否能同时与该人一起存在？如果能，那它的法律权利是什么？副本能够自我复印吗？原人能否把自己复印成许多份？他能“拥有”他自己的副本吗？如能拥有，他拿来做什么用？这些问题都值得彻底考察，但这已经超出了本书范围。不过，我们现在应该加以考虑了。

如果有危险或破坏性很强的机器人怎么办？科幻小说长期以来的主食，就是那种跟人类作对的机器人，一些研究者已经在试图绕过它们，把机器人编程得具有某种道德框架。当我们考虑机器人的多种用途时，道德机器人的思想就不是那么异想天开了。即使无人驾驶汽车也可能需要做出道德要求很高的决定，而这种决定连人都会觉得难以做出。

例如，不妨想象一辆无人驾驶汽车察觉到有位年轻妇女在路边推一辆婴儿车，但如果该车绕过她，就会撞上一辆中间坐着两位乘客的车。这辆车是直接撞妇女和婴儿，还是向左边绕过去撞另一辆车呢？假如有个机器人在战争或自然灾害情况下，协助进行撤退，如果有很多伤者，机器人如何决定先救谁或先治谁？必须有某种伦理编程，可在近期而不是遥远的未来，适用于机器人。

军队依然还是技术创新的前沿。美国军方现在正与塔夫茨大学、伦斯勒理工学院、布朗大学、耶鲁大学和乔治城大学等合作，研究如何为自动机器人配置伦理感。这个项目表明，军队越来越依赖于军用无人机了。截至目前，所有无人机都由军人遥控，但军事研究现在正倾向于让自动武器能做出闪电式的决定，看谁是战斗人员而谁不是，从而决定何种附带性破坏是可以接受的。

军事机器人无疑会铺平道路，决定机器是否能做出道德决定，而军方也在这方面领先一步。大量军事决定都基于国际认可的交战规则。佐治亚理工学院的人工智能专家罗纳德·阿肯撰写了一本书，题为《控制自动机器人的致命行为》。他认为，军事机器人做的决定，实际上会比士兵更好，这完全是因为它们不受人类愤怒和报复心这些弱点的影响。此外，机器人能在很快考虑所有可能行动之后，找出最正确的行动。另外，目前尚不能对机器人编程，令其应对现实生活中突发的所有可能事件。自杀式袭击者和其他恐怖主义者可能会逃过自动机器人的眼睛，混在人群中，这可能令大脑造成道德困惑。假定有一个被通缉的恐怖主义者，身穿平民服装，却到医院或学校避难。机器人能够滥杀无辜而进行打击吗？它能够把救无辜之人于未来恐怖主义者之手的可能性，与当前某些人丧生进行衡量对比吗？

对设计道德机器人这一项目持批评态度的人坚称，即使进行大量编程，战争情况或灾难情况变量太大，是机器人实际上无法应对的。机器人专家诺尔·夏基说，无论机器人多么精致、复杂，都不可能具有道德感，也就是拥有真正道德决定的那种意志和能力。在有可能做出几种选择时，就是普通人也会难于就正确的行动做出决定，而这并不是不常见的。部分问题在于，现实世界中变量太多，普通人无法从一系列的决定中预计所有可能的结果，而这些无法预测的事，是无法给机器编程的。

也许机器永远都不可能区分对错。它们只能选择许多行动方案中，不含有无法预料情况的那一种。但是，若将自动机器人置于生死攸关的情境，就意味着它们会做出生死攸关的决定。机器人专家不仅需要与工程师、语言学家、心理学家等合作，还需要与伦理学家、律师和政策制定者合作。绕过这些问题，结果有一个方法，那就是不把机器人置于生死攸关的境地，或者把所有决定权交到人的手里。但在危险情况下用机器人而不用人的主要原因之一，就是认为机器人属于耗材。不过，随着机器人技术的进一步演进，有些机器人可能取得更高的价值，特别是当它们获得了有价值的经验之后，包括与人类形成错综复杂的关系时，就更是如此了。我们可以把这些社会化或个人化机器人置于比其实用主义兄弟机器人更高的阶层，然后区别对待。

科学家和哲学家们在解决如何让机器人讲伦理的时候，我们人类却在处理我们日益依赖机器人和其他技术的问题。

也许，人们因过于依赖机器人而可能失去的最重要的技能，就是我们的社交技能，而这可能造成巨大的社会和心理伤害。从生到死都主要由机器人照料，这意味着关键的家庭纽带和社会纽带将被瓦解。当机器人成为我们的保姆、朋友、仆人和恋人时，我们彼此还互相需要吗？所有这些依赖性都可能会编程，悄悄进入我们的生活，不用大肆声张，等我们开始意识到我们的社会、情感和精神发展都受到伤害时，可能已经为时晚矣。我们对机器人可能已经依赖到难以自拔的地步，因为到了那时，我们已经忘记如何形成人类关系了。今天也许是人类历史中不受机器人依赖而评价其使用的最后时刻了。机器人会使我们更强大，还是会让我们堕落呢？

第九章

千万别把这个叫“超人类主义”

今天，英文首字母为大写 T 的超人类主义者（Transhumanists）已经涵盖了本书涉及的所有技术，以及比这些更多的技术。他们寄希望的技术清单上，包含了大脑上传和低温学（把已故者冷冻，以后解冻并恢复生命），这使他们处于科学主流之外，而他们近年来一直被视为是一种怪异的“邪教”。但正当超人类主义者试图放弃“邪教”的元素，以期让人更加重视时，主流研究世界却在悄悄地接近超人类主义者的观点。几位超人类主义思想家，如牛津大学哲学家尼克·博斯特罗姆，他们都来自名牌大学，撰写的都是富有思想性的一流文章，主张建立一个“能无限扩展，可自我转型，充满动态乐观主义的”人类未来。随着综合技术的发展，超人类主义越来越受尊重，而英文首字母为小写 t 的超人类主义（transhumanism），也通过常规的主流渠道涌现出来。就像我们的主角维克多，本来一听“超人类主义”这个标签就畏葸不前的数不清的人，现在却越来越接受综合技术提供的各种疗法了。

尽管超人类主义很具革命性，但它的到来并不是大张旗鼓的——一般人从来都没听说过。但正如弗朗西斯·福山 2004 年所言：“当代生物医学的研究日程上，很多内容不言自明就带有某种超人类主义性质。”超人类主义通过医生、医院、大学和其他研究机构、美国军方，以及 NIH 资助的实验室，正向我们走来。我们大多数人都不会认为自己是 T 字母大写的超人类主义者，但是，属于该类别的技术所提及的，都是古代就有，对更多生命、力量、美和能力的追求，它几乎是放之四海而皆准的。由于超人类主义在我们生活中的切入点目前是通过医学疗法，逆转这种趋势是不大可能的。人工器官、心跳起搏器，以及其他协助性装置和精神治疗药物，都已经投入使用，因此，对超人类主义的拥抱大多是不知不觉的。我们做出的有意识的选择，都在痛苦和解除痛苦、残疾和有能力、死亡和生命之间。人类增强和延寿能包装在一起走来，这只不过是碰巧而已。

对超人类主义的反对早就根深蒂固，这明显就是因为这样一些传统，它们禁止自负假说、禁止宗教的阐释，不想让人废除只属于上帝的特权。但是，大多数（而不是所有）的宗教传统，都重视精神转换所达到的至境，而保守的伦理学家却未能把对至境的高度重视与所赞成的反对激进自我改善观点协调起来。生物保守分子特烦一件事，那就是，人们寻找至境不是为了精神的来世，而是为了凡俗的现世。你寻找的至境若与精神生活有关，他们就支持，但他们却无法证明，精神追求和寻求最佳现世生活之间，究竟有何与生俱来的冲突。

向善心理，人皆有之，人类增强因此广受欢迎，正是这种心理促使人人都希望生活继续改善。在很多人那儿，这种驱动力却受到一种恐惧的阻碍。他们害怕未来，害怕因僭越传统界限而受罚。对有些人来说，恐惧会压服那种寻求激进自我改善的冲动，但对其他许多人来说，更健康、更强壮、更聪明、活得更久的诱惑力，总会变得难以抗拒。我们既已在很大程度上征服了环境，现在就必须面对我们自己的限度，这个限度横亘在我们和我们渴望的至境之间。可以这样论证说，我们永远也不大可能达至完美无缺的境地。但是，也可以这样论证说，向那个方向努力本身，有着不可估量的价值，意义无比重大。

福山称，普世平等的民主观，基于关于人之本质的这样一个假定，即它能超越种族、性别，甚至智力，而“改变这个本质，是超人类主义项目的核心”。但几十年来，福山和其他生物保守主义者一直都在做类似论辩，却从未给何谓人之本质下定义。不下定义，他们的论点就始终是模糊一团。长期以来，生物保守主义者以这种论调蒙混过关，因为无法验证他们的假定。然而，既然技术已能为人类有机体带来激进的变化，而且创造的高度先进的人工智能也已上道，那么我们关于人性的很多假定就会得到验证。如果我能以激进的方式增强我的记忆、提高我的决策能力和情绪、杜绝所有精神病的倾向，那我的本质是什么？另外，如果我能发生所有这些变化，却发现我的主观意识改变极少或根本未变，那怎么办？总而言之，要想回答这些问题，就必须跟着人类增强项目前行，体验第一手的结果。

列昂·卡斯解释他为何反对增强技术时，就其所称的“厌恶的智慧”大量撰文。他写道：“在关键个案中……厌恶之感是深度智慧的情感表现，是理智的力量无法充分言说的……我们能即时，而且也不用争辩，就凭直觉感到我们正确地认为亲切的一切已经遭到了强暴……一般化的恐怖和厌恶，都是犯规和反常的初步认定之证据。”

卡斯的论点中，还是有一点意思，的确有这么一种东西，人有强烈的感情，是正当的感受，尽管难以言说。但言说感情这种事，是生物伦理学家的工作，这样才能在光天化日之下来对之进行考察。卡斯解释不了感情，却又要把多重假定建立在这种感情之上，甚至建立在反思之上，这对支撑他的立场是无济于事的。如果人的反感是正当的，那这种反感就应该经得起考验。此外，一人反感之事，可能另一人却毫不觉得反感。斯苔西·苏曼迪格所属教堂的一些教区居民，听见她人工心脏的跳动，就会感到恶心，但对她和她的亲人来说，那颗心脏却是无价之宝。人可能起先对一种新想法产生反感，但进一步考察之后便意识到，其实没有什么需要反对或害怕的。

卡斯断言一般人都会产生反感，如此行事很危险，相当于为盲目的偏见而辩护。我们需要记住，每个文化的反感对象都不一样。对中东的某些文化来说，如果看见某个女人未从头到脚覆盖起来，那就令人反感，但这种反感在世界其他地方就不可能被证明是合理的。很多个人，以及一些社会所有的人，都会因一张开列不完的清单上列举的新技术、新思想、新风俗和新道德观而反感。很有可能，正是这种排斥一切新鲜事物的保守主义，才能像胶水一样把整个社会团结在一起。但如果那种保守主义产生的观念经不住考验，论点就不攻自破了。

反对人类增强的人中，有些人并不仅仅是为了自己而排斥。他们相信，其中危险太大，因此人皆不能接受。但是，阻止人们采纳激进增强的欲望，也会被视为是扼杀人类想增长、创造、进步等的自然冲动。尽管任何懂道理者都同意，人皆有不可剥夺的权利为自己拒绝增强，但需要更强的论点才能说服人相信，他有权阻止愿意增强者不享受增强。

反对能增强人类能力的激进新技术的常见论点中，还有一些其他的前后矛盾之处。神学者特德·比德斯在他 1997 年出版的《装上帝？基因决定论和人类自由》一书中，考察了一种非理性的倾向，许多反对先进技术的论点中，都有这种倾向。根据比德斯的观点，人类不可能从上帝那儿偷走权力。不过，宗教生物保守主义者似乎都断言，上帝无所不在，但与此同时，人类会把进化掌握在自己之手，从而废黜他的权力——这是一个矛盾问题。凡是想把此生的生活过得更迷人的努力，都会遭到反对，因为有一种不言自明的假定，这样做就会偷去天堂的一些光辉。但如果天堂就是人们想出来的那种东西，那人类就不可能打造一个能够与之竞争的世界。上帝无所不能，但人类却有可能贬低他，这种自相矛盾之处，是经不起检验的。虽然生物保守主义者明显反对超人类主义，但是世界上的各个宗教到目前为止所表现的迹象，依然还是比较含蓄的。

尽管有些人看出，宗教和人类增强之间有着与生俱来的冲突，但人类生活的两种途径互相分享，之间还是有共同点的。如上所述，许多宗教都认为，寻求人类至境是神圣不可侵犯的，因此不仅鼓励信徒寻求精神转换的至境，而且也寻求在地球上过上最好的生活。这主要意味着最好的精神生活，但许多传统都教导人们，深刻的精神发展会导致生活各方面的改善。此外，由于疗法和增强互相缠绕，因此在去除病患痛苦这方面，也能找到共同点。

世界上的主要宗教几乎尚未开始考虑其对人类增强的立场问题，但其中许多宗教已开始考虑激进延寿，而激进延寿正是人类增强中一个不可分割的部分。从他们关于延寿的想法中，可以看出这样一种暗示，即一般来说，这些传统可能会确立一种与增强相适应的观点。2013 年，皮尤研究中心从大范围的宗教和基督教各教派中宴请思想家，想查明每位思想家对激进延寿问题的看法。如果说有什么共同点的话，那就是减轻疾病和痛苦是人心所向，而肉体不朽则并未如此，因为它绕过了精神层面上的再生。

基督教有几个教派高度重视生活方式要过得健康，并把这一点跟是否能更好地宣传教会使命联系了起来。艾兰·韩迪塞兹是基督复临安息日会健康部部长。据他说："我们生活得越久，身体越健康，我们就越能把工作做好。"基督复临安息日会也像被宴请的其他所有宗教团体一样，对延寿技术是否能够平均分配很关心。几乎所有宗教都有这种关注，而如果历史可资借鉴，那最前沿的医学技术发展就是不可能停止的。不过，这种关注最终可能是短命的。延寿技术和生命增强技术，很可能就像任何新技术，都会首先为富人所利用，而在人人都能利用之前，会有一段迟滞时间。不能仅因普遍取用预期时间延迟，就对创新进行打压。

随着时间的推移，人类增强可能为所有人所使用，尤其当它始终保持在医学的框架之内时，就更是如此了。疗法和增强之间的界限模糊，反而暂时是件好事，因为这类治疗获得医疗保险的机会就增大了，无论是私人保险，还是政府保险。而这也能启动舆论之泵，令其考虑增强疗法是一种权利，就像其他任何医疗技术一样。对早死现象进行医疗化，使之能够进行投保，只需要对预期生命期限采取广泛接受的转变就行。1900 年，可能没人觉得 60 岁死有何不寻常之处，但在今日，我们会认为这时死去为时过早，必须尽一切可能防范之。

世界上的其他大宗教虽然未对延寿表示官方立场，但观点一般都很积极。犹太伦理学家和神学家巴里·福伦德尔说：“犹太教对生活有着非常积极的态度……因此，这个越多越好……犹太教的目标是，让世界变得更好，而（生命延长）更能让我们做到这一点。”

据前佛教僧人詹姆斯·休斯说：“大大延寿很有好处，因为人人就有更多的时间学习智慧，积得恻隐之心，从而达到涅槃。”但据惠空法师说，长寿也是一把双刃剑。不施善行而活得更久，那只能增加恶业的积累，而施行善行又活得很久，那就能摆脱恶业而积德。

无论我们对人类增强的智慧采取什么立场，我们都已经踏上了超人类主义的旅途，而且走得很远，社会也于很久之前就接受了它的基本前提。我们几乎永远都在接受任何能增强自身的努力，无论是通过教育、沉思默想，还是通过其他受争议的方式。我们通过包办婚姻和选择育种而接受了基因操纵；我们通过技术生理进化和现代医学，拥抱了延寿；我们通过心跳起搏器、深脑刺激、可植入式心律去颤器，以及诸如此类的装置，允许把人工装置与我们的肉体整合。而且，我们还接受了几乎所有的技术，只要这些技术能消除我们肉体的痛苦和心理的痛苦就行。超人类主义已在我们周围发生，我们欢迎它进入我们的生活，但我们还没有弄明白，怎样才能适应人类生活的飞跃变化，适应那种既公平合理又可以持续发展的能力。

现在是时候了，可以开始按照超人类主义的要求进行某些重大调整了。综合技术在超人类主义中发挥了如此巨大的作用，为了让它能够真正地产生解放作用，社会就必须解决这样一个概念问题，即一旦进一步延寿成了一个负担，我们都应该有权死去。这本身就将是一场逆水行舟之战。在美国社会，最普遍的禁忌，莫过于关于死亡的讨论。正如本书前面几章所谈到的那样，医疗界有一个根深蒂固的偏见，反对“放弃”，让人死亡，哪怕进一步治疗无济于事，造成更大的痛苦也是如此。然而，我们不仅必须接受人人都有死亡的权利，而且不得不解决人人如何死亡的决定。而且，无论人们喜欢与否，我们都得学会如何面对后果。

人工植入物何时关闭，在何种情况下关闭，这需要确立一个过程。当病人接受救生植入物或增生植入物时，病人便可以就关闭问题做出决定。如果病人无力做决定，医生就可以指定亲人来做，就像我们在外部生命支持机的情况下做的那样。我们每个人都可在预先指示（生前遗嘱）中阐明我们的意愿，而医生、医院和临终医院在执行我们的意愿时，应该处于法律框架的保护之内。最重要的是，对于预期可能在临终前涉及人工器官或植入物时发生的事，人人都应该接受教育。应该设立禁律，禁止在病人临终时对大脑进行人工刺激。我们要走很远很远的路，才能充满信心地感到，我们可以“死得很好”。而迅速引进人工植入物，就是一个重要原因。

尽管为了讨论方便，要把疗法和增强区别开来，但已很明显的是，疗法将因综合技术的强大潜能而很快转化成增强。关于我们应该拥抱疗法，而摒弃增强的论点是徒劳无益的，因为关于何谓“正常”，目前尚无明确定义，正常状态和增强状态之间也无明显的界限。更有可能的是，一旦原则上接受了增强，问题就会迅速转为如何取得越来越大程度的增强。每一代增强之后，就会确立一种新常态，再由另一种新常态取代。我们可以假设出一系列不同结果的场面，但谁都无法说清，人类是否会抵达其生物、精神和心理的限度。这个探询是否会继续下去，人类能存活多久，它就能进行多久。我们试图预测人类的未来时，面临的是无比巨大的模棱两可性。当然，情况一向都是如此，但随着综合技术势头的增长，未来变得越来越难以预料了。

许多观察家都预测，一旦激进增强广泛传播，人类将彻底改变。但也有可能的是，综合技术只不过是扩大了熟悉的人类属性，而没有或几乎没有任何质量效应。综合技术和超人类主义会消除许多生命斗争，恋爱中依然还会有一厢情愿的现象，失去亲人还是会令人悲恸欲绝，经济领域肯定还会继续竞争，人们还会失望，倒霉的事还会出现，但人也有更多的时间，能从失望中恢复，能从错误中学习。

随着我们向超人类主义的时代推进，我们也在进入一个技术生理进化的新阶段。要想有极其长久的生命，就必须有较低的出生率，如果我们要想使生命在这个星球上具有可持续性的话。较低的出生率意味着，遗传性基因突变也较少，自然进化过程也会减慢。不过，自然进化停下的地方，基因疗法会代之而起。人类将通过引入胚胎的基因疗法，而对其生物未来取得越来越大的控制。

许多技术加以综合，而不是互相隔绝地进行研究，就必须对其综合效应加以考虑，这样才能充分理解人类生活是如何发生急剧改变的。经过几百年不断增加的科学专业化之后，今日最前瞻的思想家都预测，只有采取多学科合成所有崛起技术，才能创生学识、思想和创新的文艺复兴，而这个文艺复兴就在道路的拐弯处。生物学家必须学会像工程师一样思维，工程师必须学会像医生一样思维，而医生必须学会使用越来越强大的技术。设计 CTs 终端产品，需要那种多学科的团队，而要创生这种团队，我们的教育制度就必须调整方向，不再极端专业化，而是走向跨学科教育。考虑到全球化经济的强大竞争压力，我们越早改革我们的教育制度越好。

尽管有很多人非难说，一旦激进增强广泛应用，就等于是对人类身份的大张挞伐，但也可以论辩说，何谓“人或非人”，其定义从来都未得到明确表述。有些人辩称，人体如果装了一系列人工部件，那就不再是人体了，那嵌合体（带有非人化 DNA 片段的人）也不是人体。人体的激进变化和非激进变化现已都在途中，加上研发的安卓[1]和机器人，都带上了许多人的特征，识别人之为人的唯一方式，可能会转换到人的内在素质。主观自我意识、个性、伦理感、仁慈、恻隐之心、幽默和创造力这些素质，其重要性可能上升。我们还应该考虑这样一些素质，如爱情、崇拜造物主、信仰、怀疑和对关于人类必死的命运，是人类身份之根本这种知识的某种反应等。先进技术的大力发展，可能有利于对我们的精神实质进行更加紧迫的考察，或者按一些人的看法，可能就不需要进行考察了。

生物保守主义者们辩称，假如上帝（或大自然）意欲要我们具有某些能力，那我们就已经具有了这些能力（或者已经发展出了这种能力）。但也可以同样容易地辩称，我们已被赋予了能力，可以帮助驱动我们自己的进化。我们作为未完成的产品，可以继续进化。而且，很有可能的是，我们想创新、想利用新技术的多产的驱动力，就是我们天性中不可或缺的一部分，从一开始就注定要成为我们进化过程中不可分割的一部分。既然我们普遍对什么都不满足，那么，这种性情和不断追求完善的努力，就可以通过基因连接起来。假如情况真是如此，那么，搁置某些先进的发展，即使这些发展会暂时对社会和经济造成破坏或导致难以预见的后果，便是不合理的。随处理这些后果而来的挑战，难道不会使我们比原本更聪明、更强大、更好吗？

---

[1]　安卓（Android）：一种人形机器人。

真正令人关注的，是财富分配存在着巨大差异的世界中，分配正义的问题。富国人类增强技术的广泛应用，与穷国的缺乏取用机会形成鲜明对比，这可能形成高度的不稳定性，并造成严重的不平等。哪怕在富国，财富不均现象也并不比这更不让人担忧。保证 CTs 增强技术平均分配的一个方法，是使医疗国家化、普遍化。这就需要对美国的保健制度进行重大调整，但政府有压倒一切的理由保证，广泛分配激进延寿和先进医学疗法——也就是健康和长寿红利。政府不可能一连几十年为婴儿潮一代的人持续提供社会保障和联邦医疗保险利益。这笔钱政府无力支付，而政府为婴儿潮的家长一代就是这么做的。社会保障的目的，不是为了提供利益，就是二三十年，乃至更多的退休年限。退休年龄应该随着生命期限的延长而上调，年长者应该足够健康，为了长寿红利而工作足够之久，以抵消社会保障网的成本费用。CTs 治疗的普遍取用，会让全社会都受益。

激进人类增强的前景意味着，我们需要找到新的方式，来把疾病和健康、治疗和增强等归类。许多人都认为，我们已经把不应归类为紊乱的病情，如勃起功能障碍或注意力缺陷多动障碍（ADHD）等都“医疗化”了。除了用于规定或保险目的，我们的制度设计不是用来对付增强的。这个制度必须找到另一种方式，能把增强的各种治疗也加以归类。如果我们不能为这种疗法想出新的类别，我们就无法期望看到许多新紊乱现象的浮出，其中不少都是精神病的性质。这对所有人来说都不大好。许多人都会辩称，不必为了获得某种增强，而被贴上某种紊乱症的标签。

对生物社区的某些人来说，我所用的“生物保守主义”这个词，可能会被视为贬义词，但这并非我的本意。因为找不到更好的词，我就用生物保守主义者来指那些人，而他们问的问题是非常重要，而且值得探讨的。我在写作本书之初，就承诺要探索所有反对和赞成人类增强的论点。在这一过程中，我一次次地发现，生物保守主义的论点太不能令人信服了。

指出这一点是很有意思的，即哪怕超人类主义思想家有强烈的自由意志主义的倾向，但自由意志主义知识分子中，却有很多人反对他们的思想。2009 年，《新大西岛》杂志高级编辑阿利·舒曼辩称：“增强技术的广泛使用，造成了迫使人们竞争和顺从的巨大社会压力。可以说，这些压力也限制了自由。”虽然无人能辩称，这些压力并不存在，因为普通人所做的任何一系列选择中，这些压力都存在，但不能因此就认为，选择接受增强就会变得完全无法抗拒，如果人想拒绝增强的话。舒曼以一种间接的方式辩称，仅仅拒绝增强还不够——还应该让全社会都拒绝这种选择，以防万一别人的选择会产生不良影响。他的意思似乎是，一旦选择可能给他人施加压力，令其就范，那就绝不要做这种选择。这种论点公然违反了《新大西岛》的自由意志主义倾向，也与他人对自由意志主义思想家的期望不符。他提出的论点似乎认为，别人不愿做的选择，我们也绝对不要做。而如果你的选择不够好，不能让你幸福，那我们的责任就是要保证你能做出幸福的选择。

这一点也许是对的，即那些一旦增强广泛应用时，就拒绝接受增强者，可能将会感受到竞争压力，但如果人人都感到选择对自己有好处，那他就有责任做选择。社会并无责任为了让人做选择时感到好而限制他人自由。如果个人对自己的选择最后感到不开心，那他的选择事实上好坏与否，都得由他来决定。舒曼的论点反对的是所有人的自由，而他应该做的可能是呼吁大家鼓起勇气，支持他的信念。如果拒绝接受增强是一个好的选择，那它无疑会带来本身固有的回报的。

2011 年，历史学家本杰明·斯托里也为《新大西岛》撰文说："如果大多数人都决定通过基因增强自己孩子的智力，或药物增强自己工作场所的生产力，是道德正确的事情，那不这么做，就可能成为禁忌，如抽烟或不给孩子接种一样。"斯托里为阿历克西·德·托克维尔"招魂"，断言说，即使在民主社会，从技术角度讲，人有不随大流做选择的自由，但大多数人还是会通过社会压力，对少数持异见者行使某种暴君权力。这话说得在理，但社会为自己决定什么可以接受时，有义务非要按少数人的价值评断来行事吗？舒曼和斯托里的论点都反对与人类增强俱进，但他们对为什么反对增强者应该行使自由选择权，而祈愿获得增强者却不能行使自由选择权，却说不出一个道理来。

斯托里在一篇相关文章中，长篇大论地驳斥了罗纳德·贝利的断言，说历史弧线的移动是朝着积极的方向。"他没有提到，"他说，"……我们比我们的先辈活得更久，但代价就是死亡人数越来越多，且都与 AD 的恐怖现实相关：该病的发病率与生命期限的增强直接相关。据 AD 基金会的资料显示，在过去 10 年中，已经增加了 66%。"

这的确令人担忧，但斯托里作为历史学家，也应该承认，这个令人迷惑的拼图中，有很大一块是这样一个事实，即老年人现在在全部人口中所占比例大得超乎寻常，这当然就使 AD 的发病率增高。老年人患 AD 的百分比并未改变，但人们的确活得更久。斯托里却没有认识到，他反对的生物医学技术，对 AD 的发病率有着巨大的影响。他继续说：“意大利、西班牙和日本这些国家所面临的人口统计学危机，可能是真正的存在主义危机，而这些国家可将其致命的衰落部分归因于拥抱了 20 世纪的先进生物技术。”这个论断暗含的意思令人不安，因为它认为，这些国家的人目前活得太久了。难道斯托里更希望在一个没有盘尼西林、心脏直视手术和器官移植的世界里生活不成？

即使再怎么呼吁，要因人们模糊的厌恶感和对未来的恐惧而取消进步，也不大可能阻挡历史的大踏步前进。但这也不是说，人类增强的任何形式，都应该不加争论地一概拥抱之。对凡是提议增强人类能力的所有新技术进行的积极争论，都不仅要继续进行下去，而且应该扩而广之，让社会更多的部门参与。这场谈话不仅只是科学家和哲学家之间的狭隘讨论，而应该包含来自宗教、政治、环境、法律、监管和医疗部门，以及一般大众的更多声音。人文学科的思想家也应该囊括进来，以便使这场讨论超越专家的范畴。随着时间的推移，社会的所有部分都应该受到人类增强效应的影响。这些问题讨论的范围越广，社会、政治和经济的生态系统就越可能指导这个过程建设性地使用 CTs，来解决人类的各项需求。

综合技术需要加以相应的监管和调控，以保证经济平等，为产品和服务的最广泛应用而创造条件。美国国家科学委员会（USNSTC）纳米科学工程技术附属委员会奠基主席米哈伊·C. 罗可呼吁，尽早对CTs产品和国际治理协调进行多学科辩论，以期在各国之间进行公平竞争。罗可为《纳米颗粒研究杂志》2007年撰文时说："最好在负责政府资助的框架内，对与综合技术革命性影响的相关问题，应尽早加以处理，而不是试图推迟调整研发。"他认识到CTs带来的横扫一切的社会变化，将有可能十分广泛、深刻和深远时说："技术的综合只是一个目的，另一个目的是把产生的技术与人的需要整合起来。"他承认，随着强大如纳米技术越来越被广泛应用，"可能会产生烦乱心态，导致生活的根本基础受到影响。"即使我们都认识到我们的能力有限，无法预测这些烦乱的心态是如何产生的，但我们应该积极、努力，预先想好解决方案，以应对可能出现的挑战，如社会对基因疗法的接受和人口过剩时的可持续性。罗可还强调，需要一套国际规则，使全球平等享受CTs的可能性达到最优化。

我在位于弗吉尼亚阿林顿国家科学基金会的罗可办公室跟他对话，就如何在国际层面上调节综合技术，了解他的想法。显而易见，综合调节各国间的文化差异，以达到某种协调一致的国际政策，会是一个巨大的挑战。哪怕美国和大多数欧洲国家在一起合作，也不时会有文化差异。但归根结底，罗可充满希望，不同国家不仅技术会融合，文化也会融合，从而主宰CTs治疗和技术的研发和实施。

"很难让不同文化的人很快地走到一起，"他说，"随着互相之间更为依赖，我们希望，协同合作的愿望会成为世界的主要趋势。"他强调，需要进行国际治理，而不是统治。并解释说，由任何国际组织自上而下地制定规则，是注定要失败的。事实上，他说：“这样做在世界上是没有未来的。”需要的是一场自下而上的运动。在这场运动中，各国都自愿合作，这个趋势可以遵循全世界科学家、工程师和医生的需要。

我特别感兴趣的是罗可关于电子健康记录调控的想法，由于有了 CTs，这个记录有着大量关于我们的私密信息。关于网络安全问题，他并不认为有灵丹妙药，但他指出，“观点仍在演进，要接受更多的信息分享。医疗信息需要在医生中间分享，而这一点将会越来越普遍”。对 EHR 进行分享，病人就能与世界上任何一个地方的医生见面。意思就是说，亚拉巴马州伯明翰的一个病人，可以通过互联网，求见世界顶级的专家。“信息共享可以救你一命，”他说，“那么，不妨把这跟隐私入侵进行对比。有人拿到你的信息，这很不好，但如果你死了，那就更糟了。”

罗可指出，“2000 年时，有人说，Facebook 不可能有用，因为它侵犯了隐私”。然而，几十亿人现在把各种有关自己的信息与世界分享，而且非常开心。“也是在 2000 年，如果当时有 GPS，他们走到哪里，就跟踪到哪里，那他们一定不会接受。而现在，人人有手机，人人都被跟踪，但人人都已接受之，”他说，“现实是，如果你想成为一个互动社会中的一部分，你越来越多的个人信息就会储存在电脑上。”这让人很不放心，但它也说明，要想真正保护可能会被人“黑”掉的大量电子信息，难度是极大的，也许是不可能的。他还说明，在隐私和方便二者之间做出选择时，我们似乎更倾向于舍前求后，而一旦涉及需要对新技术保持谨慎态度时，它就可能成为我们的软肋。

尽管其他人都在力图解决监管问题，但关于人类增强的伦理辩论并未因此而不那么紧迫。2001 年，瑞典哲学家兼超人类主义者安德斯·桑德伯格，把他的呼吁概述了一番，称之为“变形自由”，即我们可以选择改变身体或不改变身体的自由。桑德伯格说：“每个人都有权利，但这并不能解除他们对彼此负有的义务或对彼此的需要。但是，这些义务和需要也不能从伦理上践踏这些权利。无论社会环境如何，践踏普通人对生命或变形自由的权利，都是不能接受的。为了让变形自由——或其他任何形式的自由——在社会上作为一种权利而实行，我们需要大量的容忍。”

要想保护那些以人类增强技术表现自己和那些拒绝接受者，容忍的确是一种很必需的社会品质。这个原则自政府的民主形式首度确立以来，就一直是必不可少的。可喜的是，民主社会正沿着接受更加多元化的方向前进。女性和各少数民族正在进入社会的各个部门，并且更为人接受。以不计其数的方式来增强自身，一向都是一种自我表现形式。而且，随着更多的技术变得廉价和被广泛应用，它们导致自我表现达到了以前从未达到的高度。未来社会很可能包括各种各样的人体和人造体之变体。也许人之特质（personhood）的概念赐予种类更加繁多的“存在”（being）生命体之后，会与人类泾渭分明。“人类”的定义即使不会完全重新定义，也会经历修订。而在未来的某个时间节点上，我们可能不再称我们自己是“智人”（Homo sapiens）这个物种的一部分了。尽管许多人今天仍对这些思想感到心烦意乱，但我们一旦在超人类主义的旅途中走得足够远，我们对这些思想就会有完全不同的评估。最后，我们可以清楚地看到，人类最持久、最基本的特征是什么，从而终于达致对人的真正本质的定义。

澳大利亚伦理学家尼古拉斯·阿卡尔在《人类之终结：我们为何要摒弃激进增强》一书中，频繁地乞灵于大自然，将其作为试金石，合乎自然的，便是可以追求的。大自然的确值得敬畏和关怀，但即使在大自然中，也没有任何物种可以永生。假如尼安德特人当年有力量，可将其物种永远延续下去，那他们早就会这么做了，但现代人从不会因为尼安德特人灭绝才使我们登台而感到后悔。考虑到人类进化是一个持续过程，我们现在也无法定论，说智人就是人类的最后终点。不过，鉴于我们通过新技术，对我们的进化实施更大的控制，我们对我们终将成为的那种样子，是可以发挥决定性作用的。

桑德伯格说：“但即使接受了某种特定人性的思想，这种性质也似乎含有自我定义和想改变的意志力，将其视为重要的方面。人类若无这些特征，就不会像之前碰到的任何人类文化。拒绝对自己或他人承认这些特征，就等于反人性。”生物保守主义者无视人类想改变的意志力，这种意志力在我们个人和集体生活中已经昭然若揭，却又提不出反对超人类主义有说服力的论点。据桑德伯格说，寻找持续的自我变形，是一个生生不息的特征，并会随着我们达到生存的新层次而不可避免地改变我们的观察力。因此，即使今日的人类会选择让他们的孩子长得高、金发碧眼、像运动员，但这些人可能会重视他们孩子身上不同于此的特征。这么考虑还是有道理的，即当人们对其肉体取得了更大的控制时，特征而非相貌的重要性就会增加。桑德伯格提议说，社会需要确立对变形自由的强大承诺。这不仅可以保护那些拒绝接受增强者，也可以保护那些想拥而有之者，而且也使支持或反对增强的强制行为变得很难实行。

在关于变形自由的讨论中，有一个问题似乎很少被人关注，即一旦我们决定激进地改变我们的身体，会对人与人之间的关系产生何种影响。最基本的关系，如婚姻关系，可能需要做出重大调整，鉴于人们在进入这种关系时，还拥有某种身体，而且我们倾向于对彼此的身体产生深深的依恋。社会必须经过调整，才能接受变形自由，但在已经拥抱了变形自由的社会中，我们必定是已经了解了爱人的内在素质，知道他们的肉体会在一生的过程中发生急剧变化。另外，人类增强也会有其限度。重要的是创生更健康、更聪明、更美丽，也活得更久的人，而不是把人变成水母。

尽管对我们大多数人来说，治疗疾病的激进疗法很受欢迎，但我们还是不能假定人人都想拥抱之。桑德伯格指出，聋哑人社区的成员拒绝使用耳蜗植入物。他认为这是一个例子，说明有些人的身份与残疾纠缠在一起，以致他们认为如果进行治疗，就会失去尊严、身份和他们的社会。“随着治疗和增强之间的界限逐渐模糊，”他说，“自我表现进一步前移，进入了自我变形和治疗的领域。这种治疗也许符合某些人的意愿，但不符合另一些人的意愿（如耳蜗植入物或基因疗法）。当其可资利用时，就越来越难定义何为自然肉体，何为自愿修改的肉体……跨出这一步，走向全面变形自由，需要产生一个简单得多的伦理大纲，既保护不愿改变者、保护拥有不同肉体者，也保护想改变肉体者。”至于说变形自由如何影响我们对人类的定义，他说：“从我的角度讲，变形自由不会消灭人类，而只是更进一步地表现真正属于人性的东西。”

变形自由的概念，能很舒服地嵌入民主社会的核心价值观中，但没有一种社会制度能完全消除所有不满。我们虽然能够，也应该避免可能直接伤害他人的个人选择，但是社会不可能为了某些人蓄意自伤而造成的伤害负责。社会最多只能保护人人为了自我利益而自由行动的权利。虽然我们也许希望有这样一个世界，在这个世界中，没人会受到有害选择的后果影响，但民主社会所能做到的还是很有限的。

尼古拉斯·阿卡尔在《人类之终结》一书中辩称，可以不充分拥抱或禁止人类增强，因为还有第三条道路，即只接受温和的增强，而禁止激进增强。我们关于什么是构成温和增强的定义，是我们这个物种成员从自然角度所达到的最高程度。例如，记录在案，活得最久的人的寿命是 122 岁。因此，我们大概可以把自己限制在只活 122 岁的生命期限内。但是，阿卡尔的提议很快就遇到了麻烦。当第一个人活到了 123 岁，那怎么办？而且，随着技术的不断进化，谁来公断，什么才能构成激进增强，若想禁止激进增强，又如何加以实施？

治疗和增强之间的界限已经开始变得模糊，随着技术的演进，我们关于何谓“正常”的观点仍在继续变化。关于人类任何特征中，什么构成了正常，目前并未取得一致同意。而且，所有民主社会的核心价值观都会遭到亵渎。如果我们禁止某些人认为是激进，那么另一些人并不认为是激进的增强。即使要禁止，也只能是做出武断的决定，如强加某种最大生命期限，或最大智力程度（如何进行测试呢），但这些武断的判断，随着技术的继续发展，会很快过时。要想让政府和其他任何实体来实施这种禁令，那就得违反隐私权和自主权，违法的规模可能要超过任何民主社会之前所允许的程度。如果做到这一点就必须违反这些权利，那就为其他很多滥用行为开了先河。事实上，对激进增强实施禁令，这种做法实际上会摧毁宪法保证的各项权利，其中包括基本生命权、自由权，以及追求幸福权。总体来说，我们不可能同时民主，又禁止拥抱激进增强的权利。

谈到他们呼吁至少要在美国开展的禁令时，阿卡尔和其他许多生物保守分子都忽视了一个很明显的问题。由于医药基本上都是通过谋利的私人部门送货，病人也是消费者，而医疗保健服务也是门生意。这就涉及维护自由市场的问题了。即使激进增强一开始只能为那些付得起钱的人使用，很多人还是想利用的，发送单位也想销售。生物技术公司、药品公司、医疗装置制造商、医院、医生，以及技术人员等，因为都是谋利性质，所以都想持续地争取自由，好把先进技术向最多的人推销。这些选民在华盛顿具有很大的活动能力，而他们从增强技术中所获利润将会是闻所未闻的。他们会不断地争取权利，希望从 NIH 资助的研究中获利，为他们的发明获得专利，并在美国做生意，销售新技术和新治疗。把一些人认为是激进的增强技术加以禁止，就等于把美国的医疗保健制度和民主制度本身头脚倒置、天翻地覆了。

凡是禁止激进增强技术的国家都会发现，与支持增强技术的国家相比，他们处于竞争的劣势。而凡是应用这些技术的国家，从潜在的角度讲，会看到医疗旅游事业在快速发展。因为那些付得起增强技术的钱，但生活在禁止该技术的国家的人，依然可以加以取用。

假如我们想取缔人类增强，我们在人类进步的哲学走向上的激进转换就需要更加彻底。正如前面所指出的，人类自有记录的历史之初，就一直在持续地寻求自我改善。鉴于这种现象的持续性和普遍性，可以辩称，我们这个物种的基因中，本身就存在着对自我改善的渴望。它的确渗透了所有文化，而我们如果突然采取不同的立场，这似乎很不现实。正是由于下列几个原因，广泛地采纳激进增强技术可能已经势在必行。

人们已经开始拥抱医疗植入物和一大批先进的医疗技术，而这一现象已经确立了意义重大的动能。由于缺乏对何谓“正常”达成一致意见，很难在健康和疾病之间、疗法和增强之间划分界限。通过延寿技术和治疗，我们已经模糊了医疗疗法和增强之间的界限，而这个界限会随着时间的推移更加模糊。工业化的民主国家一般都有那种根深蒂固的文化，接受并保护个人选择，而取缔激进增强，只会是彻底颠倒民主价值观。只有采取彻底的重新定向，才能说服民主国家也是自由市场经济客户的公民相信，他们虽然想要治疗，但却得不到，哪怕这种治疗在很大程度上是用他们纳税的钱研发的。

随着我们的身体变得越来越人工化，我们就越来越需要把人类生物学和人性区别开来。凡是认为只要增强了我们的身体和大脑，就会改变人性的人，无论他们是否意识到，都是把生物学当成人性之基础，但增强我们的身体事实上是否会改变人性，这一点尚拭目以待。今天存在的技术或正在开发中的技术，不过是把人类已有的能力加以增强而已——对这一点我们是可以肯定的。无论是人类认识能力还是任何其他能力，都会因我们发生质变，与人类完全不同时，出现一个临界点，我们还将拭目以待。

许多生物保守分子反对人类增强时，所用的词汇表明，这个技术是在与宗教竞争。有一种模糊的假定认为，技术创生人类增强，甚至很可能让人永生时，人类就不再需要上帝了。但这种假定所依赖的也是一种并未明言的另一种假定，即技术可以满足人类对意义和超越所有的最深的渴望，这是一种并非所有超人类主义者都持有的渴望。我写此书进行研究时，研究了几位领先的生物保守分子的文字，发现越来越清楚的是，保守的伦理学家才似乎缺乏信念，不相信上帝真的无所不在，也不相信人性比人的生物有机体更多。技术有力量改变精神条件，满足我们对幸福和完美的所有渴望。这种想法尚未得到证明，还需要更多的讨论，才能假定已经满足了。但这并不意味着，它不会使生命比任何时候都更丰富、更深沉、更有意义。

是时候该推进关于人类增强的讨论，超越过去几十年的僵局了。随着 CTs 创新的爆炸，科学已经超前了种种关于扮演上帝角色的徒劳无益的论点。我们必须习惯这种想法，即我们是自己的共同创造者。如果我们接受不了超人类主义的不可避免性，并谢绝对之进行有意识的控制，我们就等于在最根本的层面放弃了我们的责任。此外，即便随着我们继续就人类是否应该控制其命运，还是把一切交给偶然而进行着徒劳无益的争论，我们必须解决的严肃的社会问题和伦理问题也不会因此而消失。人类很久以前就已开始控制其命运了，唯一的差别是，我们对这一事业进行协助，是有着真正强大的工具的。鉴于技术快速演进的状态，谈话内容不应该是我们是否有勇气控制我们的命运，而是我们应该如何进行控制。

人类增强可视为一项巨大的人类实验，生物保守分子们早已这么做了。他们告诫说，我们不可能预先知道这项实验的结果，但综合技术将让我们以从未有过的方式来考察人性。归根结底，试图预测人类增强后果的任何企图都会归于失败。我们的经验简直太少了，无法做出精确的预测，但我们可以通过思考社会如何因技术生理进化，人类年龄更大时的心理状态而改变这一点来获得线索。即使这些趋势创造出人间天堂，生活的很多方面已经变得更好——至少人活得更久、更健康，也更繁荣昌盛。人们反思、享受天伦之乐、追求自我实现的时间比过去多得多了。我们不妨谨慎地推断，这个一般趋势将会继续下去。

可能有很多问题我们永远也无法回答，直到我们更深地进入人类增强之中。人之为人，究竟意义何在，谁都没有得出人们公认的定义。这个定义就像我们每一个人依然处于不断变动的状态，而且在可见的未来，仍会处于不断变动的状态。最后，我们想成为的那种人，而不是我们曾一度是的那种人，才会是我们的定义。正如哲学家和科学家仍在就人性是什么构成的问题继续争论，我们也许只能在后视镜中看清我们是谁，而且看清的状态要大大超前于我们现在看到自己时的状态。